I0112535

Vivir con diabetes

Vivir con diabetes

Franz Martín Bermudo

VERGARA

Papel certificado por el Forest Stewardship Council®

MIXTO
Papel | Apoyando la
silvicultura responsable
FSC
www.fsc.org
FSC® C117695

Penguin
Random House
Grupo Editorial

Primera edición: junio de 2024

© 2024, Francisco Martín Bermudo
© 2024, Penguin Random House Grupo Editorial, S. A. U.
Travessera de Gràcia, 47-49. 08021 Barcelona

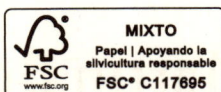

Penguin Random House Grupo Editorial apoya la protección de la propiedad intelectual. La propiedad
intelectual estimula la creatividad, defiende la diversidad en el ámbito de las ideas y el conocimiento,
promueve la libre expresión y favorece una cultura viva. Gracias por comprar una edición autorizada de
este libro y por respetar las leyes de propiedad intelectual al no reproducir ni distribuir ninguna parte
de esta obra por ningún medio sin permiso. Al hacerlo está respaldando a los autores y permitiendo
que PRHGE continúe publicando libros para todos los lectores. De conformidad con lo dispuesto en el
artículo 67.3 del Real Decreto Ley 24/2021, de 2 de noviembre, PRHGE se reserva expresamente los
derechos de reproducción y de uso de esta obra y de todos sus elementos mediante medios de lectura
mecánica y otros medios adecuados a tal fin. Diríjase a CEDRO (Centro Español de Derechos
Reprográficos, http://www.cedro.org) si necesita reproducir algún fragmento de esta obra.

Printed in Spain – Impreso en España

ISBN: 978-84-19248-92-3
Depósito legal: B-7075-2024

Compuesto en Llibresimes, S. L.

Impreso en Black Print CPI Ibérica
Sant Andreu de la Barca (Barcelona)

VE 4 8 9 2 A

A mi madre, que me enseñó a contar con los dedos
y a mirar al infinito.
A mi mujer, la inspiración intelectual de mi alma.
A mis hijos, el mejor regalo

ÍNDICE

1

LA DIABETES:
UNA DE LAS EPIDEMIAS DEL SIGLO XXI

1. Introducción

La diabetes se puede definir como un conjunto heterogéneo de patologías que convergen en una enfermedad metabólica crónica, caracterizada por niveles elevados de glucosa en sangre (glucemia), que con el tiempo conducen a un daño importante en varios órganos (corazón, vasos sanguíneos, ojos, riñones y nervios).

En las últimas décadas la diabetes se ha convertido en un verdadero caballo de batalla para la sociedad. Su aumento imparable está generando una importante preocupación en los ciudadanos, la comunidad sanitaria y los responsables del diseño de las políticas de salud públicas. Se trata de un enorme desafío sanitario que afecta también a la economía. Esto se debe a su alta prevalencia, al aumento de la mortalidad que produce, al incremento en el riesgo de padecer otras enfermedades ocasionadas por las complicaciones de la enfermedad, a que es una enfermedad que dura toda la vida y a la gran cantidad de recursos sanitarios que consume.

Las causas que conducen a la enfermedad son múltiples. Entre ellas hay elementos genéticos y medioambientales. La conjunción de ambos grupos de factores es lo que interviene en la aparición de la enfermedad. No obstante, aun hoy día, a veces es difícil discernir cuál es el peso que tienen ambos tipos de factores en el desarrollo y la evolución de la enfermedad.

En general, el progreso imparable de la diabetes podemos achacarlo a un envejecimiento de la población, al incremento de la urbanización y al aumento de la obesidad y la inactividad física.

Actualmente, la enfermedad no es curable, pero existen numerosos tipos de tratamientos que permiten controlar la diabetes y que los pacientes puedan llevar una vida productiva, útil, satisfactoria y no muy diferente a la de las personas que no la padecen. Al tratarse de una enfermedad crónica es muy importante llevar un buen control de la diabetes usando todas las herramientas que nos proporcionan la ciencia, la medicina y la tecnología. También resulta fundamental una correcta educación diabetológica. Esto es, que el paciente y su entorno conozcan la enfermedad y cómo evoluciona en su organismo, algo necesario para conseguir el objetivo terapéutico más importante: un buen control de la glucemia. Debido a que la evolución de la diabetes es variable y diferente en cada paciente, entender la enfermedad y saber usar los recursos adecuados para tener un grado de control metabólico correcto es primordial. Además, el conocimiento proporciona libertad a los pacientes, así como una mayor calidad de vida.

Finalmente, la investigación de la enfermedad y sus complicaciones es constante. Esto hace que cada año aparezcan novedades que permiten un mejor control y tratamiento de la enfermedad. Si echamos la vista atrás unos cincuenta años, es indudable que el abordaje de la enfermedad hoy en día es muy diferente. En la actualidad hay más medicamentos que permiten regular la glucemia mejor y reducir las complicaciones, así como avances tecnológicos en los sistemas de monitorización de la glucemia y la administración de la insulina. Además, se están desarrollando terapias para prevenir la diabetes tipo 1 (DM1) y programas de prevención de la diabetes tipo 2 (DM2), y la educación diabetológica es prácticamente una realidad. Estos avances han hecho posible que en los pacientes la esperanza de vida y su calidad sea indudablemente mejor.

La diabetes siempre ha estado presente en mi vida de una forma u otra. De hecho, el día que yo nací, a mi padre lo ingresaron en el hospital porque acababa de debutar con diabetes tipo 1 y, según cuenta mi madre, una vez que lo estabilizaron, le dieron un breve permiso para ir a verme antes de volver a su habitación del hospital.

Posteriormente, cuando me fui haciendo mayor pude comprobar como la vida de toda la familia giraba bastante alrededor de la enfermedad. Estamos hablando de principios de la década de los setenta. En esos años veía como mi padre se medía la glucemia con tiras reactivas y después con los primeros glucómetros, usaba una jeringa de cristal que hervía, junto con la aguja, en un pequeño recipiente como el que tenían los practicantes para ponerse la insulina de cerdo. Cuidábamos la alimentación, teníamos un horario de comidas y seguíamos una vida bastante ordenada. También comprobé como vivir con diabetes podía llegar a ser un reto e incluso una experiencia de cierto aislamiento en la sociedad, que además afectaba a la calidad de vida de las personas que padecían la enfermedad. Entendí la importancia que tiene el conocimiento de la enfermedad por parte de los pacientes, ya que es una enfermedad crónica que permea casi todas las capas de la vida de la persona y de los que están a su alrededor. Descubrí como ser capaz de manejar la enfermedad y tomar decisiones sobre la misma daba más libertad. Posteriormente, cuando estudiaba Medicina me di cuenta de la importancia que tenía la investigación en la mejora de la calidad de vida de los pacientes. Por eso, cuando terminé los estudios decidí dedicarme a la investigación de la diabetes y desde ese día he continuado en esa senda hasta hoy.

Afortunadamente, muchas cosas han cambiado para bien en la vida de los pacientes con diabetes durante los últimos cuarenta años. No obstante, las razones para escribir este libro son las mismas que cuando estaba en la facultad de Medicina: concienciar a la sociedad y los poderes públicos sobre la enfermedad, educar y empoderar a los pacientes, señalar la importancia de la prevención de la enfermedad, tratar de ser un apoyo para los pacientes, resaltar la relevancia de la investigación y, en definitiva, lanzar un mensaje de esperanza, porque, aunque aún queda mucho camino por recorrer, la ciencia de hoy es la práctica clínica del mañana.

2. LA DIABETES A LO LARGO DE LOS SIGLOS

2.1. Los primeros tiempos

La humanidad conoce la diabetes desde hace muchos siglos. De hecho, probablemente sea una de las enfermedades más estudiadas a lo largo de la historia de la medicina.

La primera mención conocida sobre la diabetes, aunque no con ese nombre, aparece en el papiro Ebers, descubierto en Tebas en 1862. Se trata del documento médico más grande que se conserva del antiguo Egipto y que básicamente puede considerarse un tratado de farmacología de esa época. Aunque su redacción tuvo lugar alrededor del año 1500 a. C., se sabe que en parte también se trata de una recopilación de textos más antiguos, que se remontan hasta el año 3000 a. C. Existen otros papiros, como el de Lahun (2000 a. C.), que también hacen referencia a la enfermedad. En esos papiros, los antiguos egipcios no son capaces de identificar a la diabetes como una enfermedad o entidad específica, pero sí describen pacientes que presentan una serie de síntomas que coinciden con los de la diabetes (sed, grandes cantidades de orina y pérdida de peso) y proponen tratamientos [1].

En la antigua literatura médica hindú y china también aparecen alusiones a la diabetes. En el siglo v a. C., un afamado médico de la India llamado Súsruta describe en su tratado *Samhita* una enfermedad que denominó orina dulce *(madhumeda)*, no solo por su sabor, sino también porque era capaz de atraer a las hormigas. Este médico incluso señaló que la enfermedad afectaba principalmente a las castas ricas y que se debía al excesivo consumo de alimentos, especialmente el arroz y los dulces. Súsruta no fue el único en percibir estos hechos, ya que otro cirujano hindú, Charaka, también describió la diabetes en los mismos términos. En los textos de estos médicos se establecen dos tipos de diabetes: una que aparece en los jóvenes y que conduce a la muerte, y otra que se daba en las personas de cierta edad y obesas. En China, en el siglo i d. C., Zhang Zhong Jing, conocido como el Hipócrates chino, se refirió a una enfermedad que causaba sed y grandes pérdidas de orina y peso.

En el mismo periodo, los médicos griegos Rufo de Éfeso y Galeno de Pérgamo describieron de nuevo una enfermedad específica que tenía los síntomas ya indicados. Galeno denominó la enfermedad «diarrea urinosa». Estos médicos también diferenciaban entre dos formas concretas de la enfermedad. Un siglo después el médico griego Areteo de Capadocia hizo la primera descripción concreta de la enfermedad e introdujo el término «diabetes», que proviene del verbo griego *diabaino*, «pasar a través de», haciendo alusión a la gran cantidad de fluidos que corrían por el cuerpo y que orinaban los pacientes. Areteo también propuso un tratamiento que consistía en una dieta restrictiva [1].

2. 2. Desde el siglo X hasta el XVII

Posteriormente, entre los siglos VII y XI d. C., en diferentes textos médicos chinos y árabes se describe la diabetes cada vez con más detalle. De hecho, Avicena, en su libro *El canon de medicina*, describe la diabetes y también menciona algunas de sus complicaciones, como el coma hipoglucémico y la gangrena. Algunos años después, el médico andalusí almorávide Maimónides vuelve a describir la diabetes de una manera muy clara y explica la acidosis ocasionada por la diabetes [2].

Trescientos años después, Paracelso identificó la presencia de un residuo blanco en la orina de los pacientes y pensó que era sal que se acumulaba en los riñones y que conducía a la eliminación elevada de orina (poliuria) y la sed, considerando que la diabetes era una enfermedad renal.

Ya en el siglo XVII el médico inglés Thomas Willis introdujo el término «diabetes *mellitus*», que también denominó coloquialmente como «the pissing evil», que se podría traducir como «orinando como un diablo». Este término lo acuñó para distinguir esta forma de diabetes de otra enfermedad llamada diabetes insípida. La diabetes insípida se produce por un problema en la secreción o el funcionamiento de la hormona antidiurética. Esta hormona tiene como misión regular la cantidad de agua del organismo controlando el líquido que los riñones excretan. Su ausencia conlleva a la eliminación de una gran cantidad de orina diluida. Así pues, Willis describió dos formas diferentes de diabetes: i) la diabetes insípida y ii) la diabetes *mellitus*, por la que también se orinaba mucho, pero los pacientes tenían una orina dulce y por eso le añadió a la enfermedad el apellido *mellitus*, palabra latina que viene del griego *melli*, que significa «miel». Willis atribuyó la enfermedad a un problema de la sangre más que de los riñones. También describió la enfermedad de una forma muy detallada, indicó que era una consecuencia de los malos hábitos alimentarios, sugirió un tratamiento dietético y finalmente describió la neuropatía diabética (un daño en los nervios causado por la diabetes) como una de las complicaciones de la enfermedad. Otro médico inglés, Thomas Sydenham también señaló que la diabetes era una enfermedad sistémica de la sangre ocasionada por una digestión inadecuada de los alimentos que se excretaban por la orina [3, 4].

2. 3. Los siglos XVIII y XIX y principios del siglo XX

Cien años más tarde, Matthew Dobson demostró experimentalmente que la orina de los pacientes con diabetes contenía azúcar. Su hipótesis era que el azúcar se acumulaba en la sangre por algún problema en la digestión y de ahí pasaba a los riñones y luego a la orina [3, 4].

Poco a poco, el conocimiento de la enfermedad fue avanzando y, en 1778, Thomas Cawley, al realizar una autopsia a un paciente con diabetes, descubrió un páncreas atrófico y fue el primero en relacionar la enfermedad con este órgano. En 1797, John Rollo, un cirujano de la Real Artillería inglesa, describió el olor a acetona en los pacientes y propuso como tratamiento dietas restrictivas en carbohidratos y libres de grasas y proteínas, que en realidad eran dietas hipocalóricas.

Las investigaciones del médico y fisiólogo francés Claude Bernard suponen otro hito importante en los avances en el conocimiento de la diabetes, ya que descubrió los fundamentos del metabolismo de la glucosa y el papel del hígado en este proceso [3, 4].

A la luz de los descubrimientos de Cawley, Rollo y Bernard, a finales del siglo XIX y principios del XX, hubo una serie de médicos europeos y norteamericanos que para tratar la diabetes usaban dietas hipocalóricas con muy pocas cantidades de hidratos de carbono o incluso su ausencia. Entre ellas destacaban la dieta de Bouchardat, diseñada por el farmacéutico francés Apollinaire Bouchardat, y la dieta Allen, descrita por el médico norteamericano Frederick M. Allen [3, 4]. Ambas dietas estaban basadas en un ayuno muy drástico, la ingesta de pocos carbohidratos y el consumo principalmente de grasas y proteínas.

2. 4. La era preinsulina

Dado que la ciencia avanza gracias a las aportaciones de otros científicos, a lo largo de la segunda mitad del siglo XIX y principios del XX se produjo un gran avance en los campos de la anatomía, la histología, la fisiología y la química que llevarían al descubrimiento de la insulina.

Una aportación fundamental fue el descubrimiento, en 1869, de los islotes pancreáticos por el joven médico alemán Paul Langerhans mientras realizaba su tesis doctoral. Este patólogo descubrió que en el interior del páncreas exocrino, la parte encargada de la digestión y absorción de grasas y proteínas, había unas estructuras celulares esféricas dispersas. A estas estructuras, en 1893, el histólogo francés Édouard Laguesse les puso el nombre de islotes de Langerhans. Por esa misma época, en 1889, Oskar Minkowski y Josef von Mering comprobaron a través de experimentos que al quitar el páncreas (pancreatectomía) a animales de experimentación se reproducían los síntomas de la diabetes. Se observaba que la glucemia subía en sangre (hiperglucemia) y había una presencia alta de glucosa en la orina (glucosuria). Estos investigadores llegaron incluso a trasplantar, debajo de la piel, trozos de páncreas en perros pancreatectomizados y comprobaron que la hiperglucemia remitía durante algún tiempo. De hecho, Minkowski intentó curar la diabetes inyectando extractos de páncreas. Durante esa década y la siguiente, médicos de diferentes países usaron la aproximación de inyectar extractos de páncreas con la idea de curar la diabetes [3, 4].

Después, muy a principios del siglo xx, sir Edward Albert Sharpey-Schafer descubrió que los islotes pancreáticos secretaban una sustancia que podía regular el metabolismo de la glucosa. El médico belga Jean de Meyer, en 1909, le puso el nombre de insulina a esta sustancia, que viene de la palabra «ínsula» o «isla», haciendo referencia a que se producía en los islotes pancreáticos.

El médico e investigador francés Eugène Gley y el rumano Nicolae Constantin Paulescu realizaron unas aportaciones fundamentales para el descubrimiento de la insulina. El doctor Gley fue capaz de aislar islotes de Langerhans y obtener un extracto de ellos. Al inyectarlo en perros diabéticos, sin páncreas, demostró que los síntomas de la diabetes mejoraban bastante y que disminuía la glucosuria. En 1916, el doctor Paulescu realizó unos experimentos similares llegando a las mismas conclusiones. Paulescu llamó a su extracto «pancreatina» [3, 4].

Llegados a este punto se había demostrado que los islotes pancreáticos producían una sustancia que tenía efectos antidiabéticos. El problema era cómo aislar esa sustancia del resto del páncreas. En 1912, el doctor E. L. Scott, que trabajaba en el laboratorio Carlson en Chicago, casi lo consigue usando un extracto del alcohol para obtener la insulina.

2. 5. El descubrimiento de la insulina

En 1920, el cirujano canadiense Frederick Banting, tras todos los avances explicados hasta ahora, se interesó por la diabetes y comenzó a trabajar en el laboratorio del profesor John Macleod, en la Universidad de Toronto. A Banting le atraía particularmente un trabajo del doctor Moses Barron que establecía una relación entre los islotes de Langerhans y la diabetes. En el verano de 1921, Banting convenció a Macleod para que le asignara un ayudante para su objetivo de aislar la sustancia que producían los islotes pancreáticos y que reducían los niveles de glucosa en sangre. La persona designada fue el joven estudiante de medicina Charles Best. A lo largo de ese verano, ambos investigadores, y en ausencia de Macleod, que estaba de vacaciones en Escocia, fueron capaces de obtener un extracto que denominaron «isletina». Cuando el extracto se inyectaba en perros diabéticos, sin páncreas, era capaz de disminuir rápidamente la glucemia y la glucosuria e incluso de mantener vivos durante meses a los perros con diabetes. Al volver Macleod de sus vacaciones se dio cuenta de la importancia de los descubrimientos y destinó más recursos a estas investigaciones [3, 4].

La isletina tenía varios problemas relativos a su estabilidad, toxicidad y solo funcionaba cuando se administraba por vía intravenosa. Con el fin de mejorar y purificar el extracto, Macleod fichó, en diciembre de 1921, al bioquímico James B. Collip. En el plazo de un mes, Collip fue capaz de obtener un extracto purificado y sin efectos tóxicos a partir de páncreas de buey y cerdo. Esto abría la puerta para los primeros ensayos en humanos.

La primera administración de insulina a una persona se llevó a cabo en enero de 1922, en el hospital de Toronto. Se trataba de un niño de catorce años (Leonard Thompson), severamente enfermo de diabetes. Thompson mejoró de la diabetes y vivió trece años más hasta que murió de neumonía. Otros pacientes que también recibieron este tratamiento innovador fueron Elizabeth H. Gossett, de once años, que vivió hasta los setenta y cuatro, y el médico Joe Gilchrist [3, 4].

Banting, Best y Collip patentaron la isletina y transfirieron todos los derechos de la patente a la Universidad de Toronto por un dólar, con la condición de que el dinero que se recaudara por la explotación de la patente se destinara a la investigación.

Dado que la Universidad de Toronto era incapaz de atender la creciente demanda de insulina, la compañía Eli Lilly ofreció su ayuda a la universidad y comenzó a producir grandes cantidades de insulina, que al poco tiempo comenzaron a comercializar. En Europa, en 1924 se fundaron el laboratorio de insulina Nordisk y la fundación sin ánimo de lucro Nordic Insulin. Un año después se creó el laboratorio Novo Therapeutic. Al poco tiempo, todas estas instituciones y empresas europeas se unieron formando la compañía Novo Nordisk.

En 1923, Banting y Macleod recibieron el Premio Nobel de Fisiología y Medicina. Como el premio no incluyó a Best ni a Collip, esto generó polémica y problemas en el laboratorio de Macleod. Banting repartió parte de su premio con Best y Macleod hizo lo mismo con Collip. Otro aspecto conflictivo que rodeó a este premio es si debería haberse incluido en él al doctor Paulescu, que había aislado la pancreatina y demostrado su efecto sobre la regulación de la glucemia varios años antes [3, 4].

3. Epidemiología de la diabetes *mellitus*

La última edición del *Atlas de la Diabetes*, de la Federación Internacional de Diabetes (IDF, por sus siglas en inglés), indica que la incidencia de la diabetes está creciendo muy rápidamente. Esto es lo mismo que decir que el número de personas con diabetes se encuentra en continuo ascenso. La incidencia mide la velocidad a la que enferma la población y se calcula dividiendo el número de casos nuevos de una enfermedad por el total de personas de la población de estudio en un periodo de tiempo determinado.

En este sentido, la predicción de la IDF para personas entre veinte y setenta y nueve años es que, entre 2021 y 2045, la incidencia mundial de la diabetes subirá un 46 %, lo que significa que el número de pacientes con diabetes se duplicará. Los valores de crecimiento de la incidencia son diferentes según las zonas del mundo, oscilando entre un 13 % en Europa y un 134 % en África [5]. Estas diferencias se deben a que los datos de incidencia recogen los valores de la DM2, que es la más frecuente de todas las formas de diabetes (entre el 80 y el 95 % de los casos), y se ha comprobado que, a medida que en una sociedad mejora el nivel de vida, sube la incidencia de DM2. Como veremos posteriormente, la DM2 es una forma de diabetes en la que el páncreas no produce suficiente insulina y el cuerpo es menos sensible a esta.

Dentro de las proyecciones que hace la IDF para el año 2045, el número total de pacientes con diabetes (entre veinte y setenta y nueve años) en el mundo irá creciendo desde los 537 millones que había en 2021 hasta los 643 millones en 2030 y alcanzará los 783 millones en 2045. Las estimaciones que se hacen señalan que prácticamente todo el incremento en los casos de diabetes tendrá lugar en los países con producto interior bruto (PIB) bajo o medio, ya que en ellos se espera un mayor crecimiento de la población y una subida del nivel de vida. Además, la IDF calculó que en 2021 había otros 541 millones de personas con unos valores de glucosa en ayunas altos. Esto se denomina glucemia basal alterada y forma parte de lo que se conoce como prediabetes. Esta cifra es importante porque, si las personas con prediabetes no se cuidan, en un plazo no superior a diez años pasarán a engrosar las estadísticas de pacientes con diabetes. Otros datos demoledores ofrecidos por la IDF son que en 2021: i) 6,7 millones de personas, entre veinte y setenta y nueve años, murieron por causas relacionadas con la diabetes. Esto supone entre el 8 y 9 % de la mortalidad por todas las causas para ese grupo de edad, situando la diabetes entre las diez principales causas de muerte; ii) 1,2 millones de niños y adolescentes padecían DM1; iii) la hiperglucemia durante el embarazo afectaba a una de cada seis mujeres embarazadas, y iv) el 45 % de los pacientes con DM2 desconocían que padecían la enfermedad. Estas cifras en Europa son del 38 % [5].

La epidemiología para estudiar cómo afecta una enfermedad a una población usa dos herramientas: la incidencia y la prevalencia. Este último concepto analiza la proporción de personas enfermas en una población específica con respecto al número total de individuos, en un momento o periodo de tiempo concreto. Se calcula dividiendo el número de casos de personas con la enfermedad entre el número total de personas de la población.

Según un estudio publicado por la revista *The Lancet* en junio de 2023, en 2021 había 529 millones de personas en el mundo con diabetes, con una prevalencia global del 6,1 %. Esto significa que una de cada quince personas del planeta padecía diabetes. Los varones tenían una prevalencia ligeramente superior a las mujeres. Las zonas del mundo con mayor prevalencia eran Oceanía (12,3 %) y África y Oriente Próximo (9,3 %). La diabetes fue especialmente evidente entre ancianos (mayores de sesenta y cinco años), ya que las tasas de prevalencia para ese rango de edad fueron del 20 %. En el caso de personas algo mayores (entre setenta y cinco y setenta y nueve años), la prevalencia era del 24 %. Hay que señalar que estas cifras de prevalencia se corresponden fundamentalmente con la DM2 (96 % de todas las diabetes) [6]. Los datos también muestran las grandes diferencias existentes entre las distintas regiones del mundo.

La proyección mundial de personas con diabetes en 2050 será de 1.310 millones, lo que significa una cifra casi tres veces superior. Es decir, se espera que en el 2050 una de cada siete personas padecerá diabetes. Además, para esa fecha, en 204 países, la prevalencia de la diabetes será superior al 10 % [6]. Este incremento estará conducido por un aumento de la DM2, pues su número se espera que sea de 1.270 millones de personas. En el caso de la DM1 se calcula que haya un discreto aumento de la prevalencia, pasando de un 0,2 % de la población total en 2021 a un 0,3 % en 2050 [6].

En los grupos de edad inferiores a veinte años, la prevalencia de la diabetes en 2021 era baja (menos del 1 %) y refleja especialmente los casos de DM1. En 2021 el número de personas, en el mundo, con DM1 era de 8,4 millones, de los cuales 1,5 millones eran menores de veinte años. En el caso de Europa Central y Asia, el número de pacientes era de 2,9 millones (365.000 menores de veinte años). En España, los números se mantenían en torno a 204.000 personas (17.150 menores de veinte años).

Con respecto a los datos de la DM2 en España, la información disponible procede de un gran estudio que se publicó en 2012 y que se denominó el «Estudio di@bet.es». Según este, el 13,8 % de la población española padecía DM2. Esto supone más de cinco millones de personas. Casi la mitad de estos pacientes (el 6 %) desconocían que tenían la enfermedad. A esto hay que sumarle que un 14,8 % de la población española tenía prediabetes. Al igual que pasa en el resto del mundo, la DM2 es más frecuente en hombres que en mujeres y se incrementa de forma significativa con la edad. En el grupo de edad entre setenta y cinco y setenta y nueve años, las cifras de prevalencia de la DM2 eran algo superiores al 30 %, estando unos seis o siete puntos por encima de la media europea [7].

En el estudio de *The Lancet* ya señalado se hizo una cuantificación del peso de los factores de riesgo atribuibles a la DM2. Se analizaron dieciséis posibles factores de riesgo. El más importante, con mucha diferencia, era tener un índice de masa corporal elevado (IMC). El IMC es una medida que relaciona el peso de una persona con su estatura y se utiliza para saber si una persona tiene sobrepeso u obesidad. A este le seguía, con la mitad de riesgo, una mala alimentación. Muy por debajo de los anteriores estaban los factores medioambientales, el tabaco y el sedentarismo [6].

Al igual que pasa con otras enfermedades, existen unas desigualdades evidentes con respecto a la prevalencia de la diabetes. En 2021, dentro de los países más ricos, la prevalencia de la diabetes era 1,5 veces más alta que en las poblaciones con las rentas más bajas. Esto no solo afectaba a la prevalencia de la enfermedad, sino que también resulta evidente en cuanto a las complicaciones de esta, su mortalidad y la calidad de vida de los pacientes [8].

Como hemos podido ver, las cifras mundiales de diabetes son alarmantes y las expectativas de crecimiento de la enfermedad parecen poco halagüeñas. Esto hace que la diabetes, y particularmente la DM2, sea un problema de salud pública importante. A todo esto hay que sumarle las personas que se encuentran en situación de prediabetes, que o bien desconocen que la padecen, o bien no le prestan la suficiente atención. La cuestión es que la DM2 y sobre todo la prediabetes son prevenibles y también potencialmente reversibles, en especial la prediabetes y en algunos casos la DM2, si se tratan en los estadios iniciales de la enfermedad. Conocer las cifras de la prediabetes y diabetes y diseñar estrategias de salud pública para luchar contra ellas es fundamental. Finalmente, para poder llevar a cabo correctamente este reto hay que conocer muy bien los factores de riesgo y saber cómo afectan a las diferentes poblaciones.

4. El coste económico y social de la diabetes

El impacto económico de la diabetes es enorme y afecta tanto a los países y sus sistemas de salud como a los pacientes y sus familiares.

Cuando se habla de los costes económicos de una enfermedad hay que considerar los directos y los indirectos. Los primeros están ocasionados por el diagnóstico, el tratamiento médico y sus complicaciones. Los costes indirectos son los debidos a la pérdida de la productividad de los pacientes (absentismo laboral, pérdida de productividad y mortalidad prematura).

Según la última edición del *Atlas de la Diabetes* de la IDF, los costes directos globales de la diabetes en 2021 fueron de casi un billón de dólares y se espera que superen esta cifra para el 2030 [6].

La distribución de los costes directos de la diabetes varía según las diferentes regiones del mundo. En general, el gasto sanitario es mayor en las zonas del mundo con países que tienen una mayor población y un PIB más elevado. El registro más alto en 2021 fue en la zona de Norteamérica y el Caribe, seguidos del Pacífico oeste y Europa. Si hacemos una distribución por países los tres primeros fueron Estados Unidos, China y Brasil, con un gasto sanitario que oscilaba entre los 379.000 y los 43.000 millones de dólares. Dentro de Europa el ránking fue Alemania (cuarto del mundo), Reino Unido (sexto), Francia (séptimo), España (noveno) e Italia (décimo). Los países europeos gastaron entre 41.000 y 15.000 millones de dólares. En España el coste fue de 15.500 millones de dólares.

Si ponemos los datos en forma de gasto por paciente (dólares/paciente), los números para las tres zonas del mundo antes mencionadas fueron 8.209, 1.204 y 3.086, respectivamente. Cuando las cifras se muestran en forma de gasto por paciente, el listado de países no coincide con los del gasto sanitario total atribuible a la diabetes. Los tres primeros países fueron Suiza, Estados Unidos y Noruega, con valores entre 13.000 y 11.000 dólares. Del listado de países con mayor gasto sanitario total de Europa, solo Alemania aparece en la lista de los diez países que tienen un mayor gasto sanitario por paciente, ocupando la novena posición. En el caso de España, el gasto medio anual por paciente en 2021 fue de 2.817 euros [6]. Hay que señalar que la media de Europa en gasto por paciente fue de 2.893 euros por país. Así pues, no existe una relación entre el coste sanitario total de un país atribuible a la diabetes y el que hay por paciente.

Por regla general, un paciente con diabetes tiene un gasto médico 2,6 veces superior al de una persona sin la enfermedad.

En nuestro país, el Sistema Nacional de Salud dedica actualmente a la atención de la diabetes 5.809 millones de euros. Esto supone el 8,2 % del total del presupuesto sanitario. Algo más de la tercera parte de este presupuesto se debe a las complicaciones de la enfermedad. El cálculo que se ha hecho con respecto a los costes indirectos de la diabetes asciende a 2.800 millones de euros. Dado que las complicaciones de la enfermedad aparecen como consecuencia de un control metabólico de esta inadecuado y tardío, es fundamental invertir recursos en conseguir un control estricto de la enfermedad y un diagnóstico precoz de la diabetes. En este sentido, un estudio reciente indica que un control adecuado de la DM2 en los primeros cinco años tras el diagnóstico podría suponer un ahorro de 185 millones de euros durante ese periodo de tiempo. Es decir, una reducción del 8,7 % del gasto total generado por la DM2 [9].

Otro aspecto importante que considerar de la diabetes es el coste social de la enfermedad. Esto se refiere al impacto que una enfermedad tiene en la sociedad más allá del gasto médico. Influye en una serie de factores que se desarrollan con independencia de los pacientes e impactan en la propia comunidad y el bienestar general de una sociedad. Entre estos factores están los siguientes: i) la afectación funcional de las personas, que se puede extender a muchos ámbitos de su vida personal, emocional, familiar y laboral y que incide sobre su calidad de vida; ii) el esfuerzo y tiempo dedicados por los cuidadores de los pacientes y sus familiares, con el consiguiente impacto físico y emocional; iii) los posibles estigmas y discriminaciones, y iv) el posible estrés que una enfermedad crónica puede ejercer sobre los sistemas sanitarios. Como cabe suponer, el coste social de la diabetes resulta difícil de medir. No obstante, hay estudios que lo hacen. En un intento de cuantificar el coste social de la enfermedad, hay investigaciones que estiman que es dos veces más alto y si los pacientes tienen complicaciones derivadas de la enfermedad asciende a cuatro veces más [9].

2

ESTRUCTURA Y FUNCIÓN DEL PÁNCREAS Y DE LOS ISLOTES PANCREÁTICOS

1. El páncreas

El páncreas es un órgano de tipo glandular que se localiza en la parte superior y posterior del abdomen, detrás del estómago e intestinos y muy próximo al hígado, el bazo y la vesícula biliar. Es una glándula fina y alargada, que pertenece al aparato digestivo y que tiene tres partes anatómicas: i) la cabeza, que está abrazada por el duodeno (el primer segmento del intestino delgado) y es la parte más ancha; ii) el cuerpo, y iii) la cola. La cabeza y el cuerpo están en el lado derecho del abdomen y la cola en el izquierdo. En general, el peso y el tamaño del páncreas depende del peso y de la edad de las personas, pero por término medio pesa unos noventa gramos y mide unos veinte centímetros de largo (Figura 1).

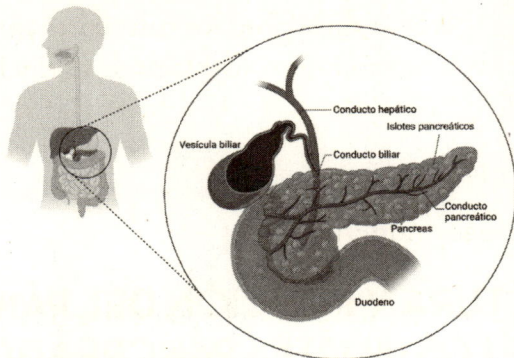

Figura 1. Localización y estructura del páncreas.

La mayor parte del páncreas está formada por tejido exocrino que libera el jugo pancreático, con enzimas digestivas que participan en la digestión y absorción de los nutrientes. Sin embargo, el páncreas también tiene una función endocrina, ya que libera hormonas pancreáticas. La función de estas hormonas es regular los niveles circulantes de nutrientes y especialmente de glucosa. Son hormonas muy importantes para la regulación del metabolismo.

1. 1. El páncreas exocrino

El páncreas exocrino constituye el 98 % de la totalidad del páncreas y está formado por las células acinares. Estas células se agrupan en unas estructuras glandulares llamadas acinos que producen y secretan jugos pancreáticos que continúan con la digestión de los alimentos que han llegado del estómago al intestino. El jugo pancreático se dirige a unos conductos pequeños que tiene cada acino. Estos van desembocando en conductos cada vez mayores hasta terminar en el conducto pancreático principal, que vierte los jugos en el duodeno con el fin de realizar la parte final de la digestión (Figura 1). Tras la digestión, los diferentes nutrientes que forman parte de los alimentos son absorbidos principalmente en el intestino delgado.

1. 2. El páncreas endocrino

Constituye alrededor del 2 % del total del tejido pancreático. Como ya se ha señalado se organiza en islotes pancreáticos (Figura 1).

Un páncreas humano contiene aproximadamente un millón de islotes pancreáticos, aunque algunos estudios recientes han elevado esta cifra a unos tres millones [1]. El tamaño promedio de estos islotes es de unas 108 micras y oscila desde 30 hasta 400 micras [2]. Dada la gran variabilidad del tamaño de los islotes, en 1990 se llegó a un consenso de lo que supone un islote de tamaño promedio o estándar. Se consideró que un islote estándar, también llamado equivalente de islote (IEQ, por sus siglas en inglés), correspondía a un islote pancreático esférico con un diámetro de 150 micras y en torno a 1.600 células endocrinas [2].

2. LOS ISLOTES PANCREÁTICOS: SU ESTRUCTURA Y FUNCIONAMIENTO

Los islotes pancreáticos pueden considerarse como «microórganos» cuya función fundamental es liberar diferentes hormonas a la circulación sanguínea para regular la glucemia. Para ayudar a su función están rodeados e infiltrados por una densa red de capilares sanguíneos y de fibras del sistema nervioso simpático. La gran vascularización, es decir, esta enorme red de pequeños vasos sanguíneos, sirve para recibir información adecuada de los niveles en sangre de los nutrientes y poder responder correctamente a las noticias sobre cuántos nutrientes tenemos en nuestra sangre en cada momento, regulando así la liberación de hormonas. La malla de fibras nerviosas simpáticas ayuda a regular el proceso de liberación hormonal.

Las hormonas de los islotes las producen cinco tipos diferentes de células, que están integradas en los islotes pancreáticos y que explicamos a continuación (Figura 2).

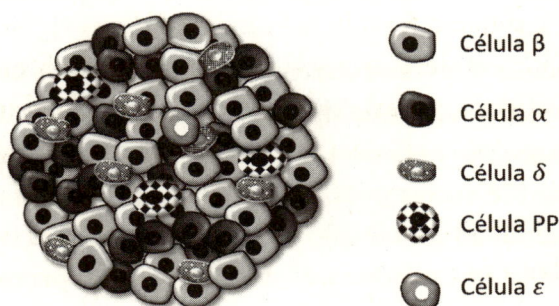

Célula β

Célula α

Célula δ

Célula PP

Célula ε

Figura 2. Estructura de un islote pancreático.

2. 1. Células beta

Es la estirpe celular más estudiada de todas y la responsable de liberar la insulina. Constituyen entre el 48 y el 59 % de todas las células de los islotes pancreáticos humanos y se suelen encontrar en la periferia de los islotes [3]. Si nos preguntáramos qué es una célula beta, diríamos que es aquella que sintetiza insulina y que es capaz de secretarla en función de la glucemia, esto es, de la concentración de glucosa en sangre. Aunque la glucosa es el principal regulador de la liberación de insulina, hay otros nutrientes (aminoácidos y grasas), hormonas y neurotransmisores (mensajeros químicos que permiten la transmisión de información entre neuronas) que también inducen la liberación de insulina o influyen en la secreción de esta mediada por glucosa. Las células beta también sintetizan, almacenan y secretan amilina junto con la insulina. La amilina es una hormona que reduce el apetito, retrasa el vaciamiento de los alimentos que están en el estómago y de esta manera contribuye a reducir la glucemia.

Hasta hace poco, todas las células beta eran consideradas iguales. Sin embargo, en la última década se ha podido comprobar que existe una heterogeneidad dentro de ellas en cuanto a sus propiedades, funciones y liberación de insulina [4]. No obstante, las propiedades moleculares y funcionales de los diferentes subgrupos de células beta, así como sus consecuencias para la aparición y la progresión de la diabetes, todavía no se conocen.

2. 2. Células alfa

Suponen entre el 33 y el 46 % de las células de los islotes humanos [4] y se conoce bastante menos sobre su fisiología y patología. Las células alfa (α) sintetizan y liberan la hormona glucagón en respuesta a bajas concentraciones sanguíneas de glucosa. La función principal del glucagón es romper el glucógeno hepático (glucogenólisis) y estimular la producción de glucosa por el hígado (gluconeogénesis). El glucógeno es la forma que tiene el cuerpo de almacenar la glucosa. Está formado por muchas moléculas de glucosa unidas entre sí. Por lo tanto, es la fuente de reserva de la glucosa. Cuando el cuerpo necesita glucosa, el glucógeno se rompe y libera la glucosa al torrente sanguíneo. De esta manera, el glucagón permite incrementar la glucemia cuando está baja (hipoglucemia). La insulina y el glucagón forman un tándem que es responsable de la regulación de la glucemia. De hecho, se podría considerar que los islotes pancreáticos son microórganos bihor-

monales capaces de liberar glucagón en situaciones de hipoglucemia y de secretar insulina cuando la glucosa está elevada (hiperglucemia). Otras funciones del glucagón son el incremento de la
saciedad, la disminución de los movimientos intestinales y la mo-
vilización de las grasas desde el tejido adiposo. El glucagón también puede actuar sobre las células beta estimulando la secreción
de insulina [5]. Este tipo de proceso se denomina regulación paracrina y consiste en que las moléculas secretadas por una célula
pueden actuar sobre las células vecinas. Existe también un mecanismo paracrino por el que las células beta inhiben la secreción de
glucagón [5]. Al igual que ocurría con las células beta, existen
otros nutrientes (aminoácidos y grasas) capaces de estimular la
liberación de glucagón.

2. 3. Células delta

Este grupo celular, junto con las células gamma (γ) y épsilon (ε), es
el menos estudiado dentro de la población de células de los islotes.
Las células delta (δ) producen la hormona somatostatina. En los
islotes humanos suponen menos del 10 % del total y están distri-
buidas por todo el islote. La somatostatina ejerce acciones paracri-
nas sobre las células beta y alfa inhibiendo la secreción de insulina
y glucagón. La estimulación de la liberación de somatostatina resulta similar a la de la insulina y es inducida por la glucosa, algunos
aminoácidos y las grasas. Así pues, cuando la glucemia sube se
produce la secreción de somatostatina. Además, las células beta
son capaces de estimular las células delta [6]. Existen otras moléculas que pueden estimular la secreción de somatostatina, como
las incretinas. Una incretina es una sustancia liberada por el intestino cuando los nutrientes y particularmente los hidratos de carbono llegan a él. Las dos incretinas más importantes son el péptido

similar al glucagón 1 (GLP-1, por sus siglas en inglés) y el polipéptido inhibidor gástrico (GIP, por sus siglas en inglés).

2. 4. Células gamma o células PP

Constituyen en torno al 2 % de todas las células del islote y liberan el polipéptido pancreático (PP, por sus siglas en inglés). En la actualidad a estas células se les llama células productoras del polipéptido pancreático o células PP. Son más abundantes dentro de los islotes que están en la cabeza del páncreas [7]. La liberación del polipéptido pancreático se produce tras la comida, alcanzando su máximo a los treinta minutos de comenzar la ingesta de alimentos. Las proteínas, seguidas en menor medida de las grasas y por último de la glucosa, son los factores que estimulan la liberación del polipéptido pancreático. Otras hormonas liberadas por el estómago (gastrina) y el intestino (colecistoquinina) estimulan su secreción. Dentro de la regulación paracrina de la liberación del polipéptido pancreático, la somatostatina y la grelina inhiben su secreción. Por otro lado, el polipéptido pancreático inhibe la secreción de glucagón y parece bloquear la de insulina. Otras funciones de este péptido son reducir el vaciamiento gástrico, la motilidad intestinal y la secreción de la vesícula biliar y los jugos pancreáticos. Probablemente también disminuya el apetito.

2. 5. Células épsilon

Este tipo de células suponen menos del 1 % de las células de los islotes, se encuentran en la periferia de estos y producen la hormona grelina. En situaciones de obesidad, el número de estas células disminuye. La grelina se conoce como la «hormona del hambre», ya que actúa sobre el cerebro aumentando la ingesta de alimentos y se produce y secreta fundamentalmente en el estómago. Recientes descubrimientos indican que la grelina inhibe la secreción de insulina, regula la producción de glucosa por el hígado e influye sobre el gasto energético corporal [8].

Las diferentes células de los islotes provienen de una única célula progenitora, que aparece durante el desarrollo del páncreas, en la etapa de formación del embrión. Esto significa que todas tienen un mismo origen común y son de la misma estirpe celular [9].

Las células de los islotes, generalmente, se distribuyen mezcladas entre sí. Sin embargo, es importante señalar que, a pesar de los porcentajes que se han dado, la cantidad y distribución de las diferentes poblaciones celulares varían posiblemente según la posición de los islotes en el interior del páncreas, su tamaño y las diferentes situaciones fisiológicas que ocurren a lo largo de la vida, como por ejemplo un embarazo [10]. Además, hay que añadir que, bajo determinadas circunstancias (fisiológicas y patológicas), otras células del páncreas exocrino y de los propios islotes pancreáticos pueden transformarse en células beta. Este proceso se conoce con el nombre de transdiferenciación y es importante porque puede contribuir a la regeneración de las células beta en caso de su muerte o pérdida [4].

Todo esto nos lleva a concluir que los islotes pancreáticos son bastante heterogéneos en términos de su composición celular y arquitectura. Esto resulta fundamental porque afecta al funcionamiento de los islotes, a las causas de su lesión y a sus respuestas adaptativas al daño. Como se ha indicado, las diferentes estirpes celulares actúan, a través de múltiples mecanismos reguladores y paracrinos, como un único órgano que es capaz de regular la glucemia de un modo preciso.

En consecuencia, podemos pensar que la alteración de las vías que controlan la identidad de las células de los islotes, sus funciones, la producción y la secreción de sus hormonas tienen un impacto significativo en la función de todas las células de los islotes y podría ser una de las causas subyacentes de la diabetes.

3. LA INSULINA: SU SÍNTESIS Y SECRECIÓN

3. 1. La síntesis de la insulina

La insulina es la primera hormona de origen proteico que se descubrió. El proceso de síntesis de insulina, en el interior de las células beta, es complejo y supone varios pasos de producción de moléculas precursoras hasta llegar a la molécula definitiva y su acúmulo en gránulos de secreción. El conocimiento de los pasos que llevan a la síntesis de insulina no hubiera sido posible sin su cristalización por el doctor John Abel en 1926 y por los doctores Hans Jensen y Earl Evans en 1935, y sin el descubrimiento, realizado por el doctor Frederick Sanger en 1955, de la secuencia exacta de aminoácidos que la forman. El doctor Sanger recibió el Premio Nobel de Medicina en 1958 por este hallazgo [11].

El doctor Sanger identificó la estructura primaria de la insulina de cerdo y de una molécula previa denominada proinsulina. La estructura primaria de una proteína es la secuencia de aminoácidos que la forman encadenados en fila. En el caso de la insulina, esta estructura es igual en los cerdos y en los humanos, excepto en un aminoácido, y la bovina difiere en tres aminoácidos. Estas pequeñas diferencias no afectan a la actividad de la insulina. Por eso, antes de que la tecnología fuera capaz de sintetizar insulina humana en 1978 y comercializarla en 1982, los pacientes se inyectaban insulina de cerdo y bovina.

La estructura primaria de la insulina está formada por dos cadenas de aminoácidos que se unen mediante puentes disulfuros. Estos puentes son uniones entre átomos de azufre que se encuentran en los aminoácidos cisteína para unir las dos cadenas de aminoácidos. La cadena A está formada por veintiún aminoácidos y la B por treinta. Existe un tercer puente disulfuro entre dos cisteínas de la cadena A, cuya función es ayudar a que la cadena A de insulina pueda plegarse de un modo correcto para su almacenamiento (Figura 3). La secuencia de la insulina viene determinada por el gen de la insulina responsable de codificar las instrucciones necesarias para sintetizar la proteína precursora de la insulina. En los humanos, este gen se encuentra en el cromosoma 11.

En el proceso de síntesis de insulina, primero se produce una proteína denominada preproinsulina, que tiene 110 aminoácidos. Esto ocurre en el retículo endoplasmático rugoso, que es una pequeña estructura que se encuentra en el citoplasma de las células y cuya función primordial es fabricar proteínas. En ese mismo lugar, una enzima rompe la preproinsulina y genera proinsulina. Esta molécula es una única cadena de 86 aminoácidos (Figura 3), que a través de los puentes disulfuros se pliega hasta formar una estructura tridimensional.

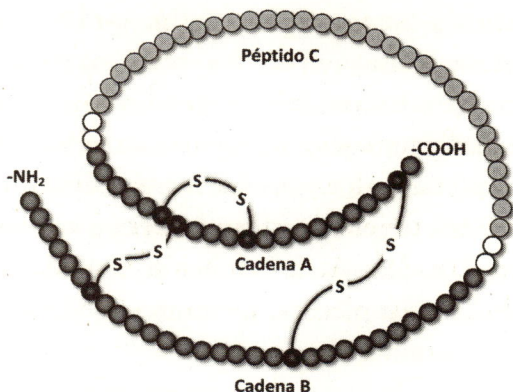

Figura 3. Estructura primaria de la proinsulina. Cada círculo es un aminoácido. Los círculos grises oscuros se corresponden con la molécula de insulina. Los negros son los aminoácidos cisteína de la molécula de insulina, que contienen los puentes disulfuros, los cuales mantienen unidas las dos cadenas de la insulina (cadenas A y B). Los círculos grises claros forman el péptido C. Los círculos blancos son los aminoácidos básicos.

Después, la proinsulina es transportada hasta el aparato de Golgi, que es otra diminuta estructura también situada en el citoplasma celular encargada de elaborar proteínas y moléculas de grasa. En el aparato de Golgi, la proinsulina se empaqueta en gránulos que contienen proinsulina, junto con unas enzimas llamadas convertidoras de prohormonas. La función de estas enzimas es cortar la molécula de proinsulina, a la altura de los aminoácidos básicos (Figura 3), tras lo cual aparece la insulina (51 aminoácidos) y el péptido C (31 aminoácidos) [12].

El péptido C, cuando forma parte de la proinsulina tiene como función estabilizar las dos cadenas de la insulina (Figura 3). El péptido C y la insulina recién formada se almacenan en los gránulos en cantidades iguales (equimolares). Esto significa que hay una molécula de péptido C por cada molécula de insulina. Del mismo modo, cuando se secretan al torrente sanguíneo, también lo hacen en cantidades equimolares [12].

A continuación, estos gránulos pasan por un proceso de maduración en el citoplasma celular. En el camino de la maduración, los gránulos incorporan moléculas de zinc que ayudan a que la molécula de insulina cristalice y adquiera su forma definitiva. Los cristales de insulina están formados por dos átomos de zinc que capturan seis moléculas de insulina. Es lo que se llaman hexámeros de insulina. Una vez que la insulina es liberada por las células beta al torrente circulatorio, los hexámeros de insulina se rompen en moléculas de insulina libre.

La vida media del péptido C en el plasma es de unos treinta minutos y de la insulina unos tres o cinco minutos. Esto se debe a que la insulina es metabolizada por el hígado y los riñones y el péptido C solo por los riñones. El péptido C es un buen biomarcador, que se usa en la clínica para conocer la función de las células beta.

Según algunos cálculos teóricos, un equivalente de islotes tiene entre 12 y 14 nanogramos de insulina, y el páncreas entero alrededor de 10,5 miligramos [13].

3. 2. La secreción de la insulina

La insulina es una hormona importante para un correcto funcionamiento del metabolismo. En una persona sana, las células beta liberan la cantidad de insulina exacta para sus necesidades metabólicas. Para ello, las células beta tienen una propiedad que las hace únicas. Son capaces de detectar las concentraciones circulantes de glucosa y liberar las cantidades de insulina adecuadas. Esto lo hacen gracias a que se agrupan en los islotes pancreáticos, que además están infiltrados y rodeados por muchos vasos sanguíneos.

La liberación de insulina en respuesta a la elevación de la glucemia supone una serie de pasos que van desde la detección de las concentraciones circulantes de glucosa por las células beta hasta el anclaje de los gránulos de secreción en su membrana celular para que se produzca la secreción de insulina. Todo este proceso se denomina acoplamiento estímulo-secreción [14].

El acoplamiento estímulo-secreción comienza con la entrada de la glucosa sanguínea en la célula beta (véase 1 en la Figura 4). Esto lo hace mediante una proteína que transporta la glucosa al interior del citoplasma celular. Estas proteínas se llaman transportadores de glucosa, se encuentran en todas las células del organismo y se han identificado varios tipos, que se denominan por números. El que está en las células beta es el número 2 (GLUT-2, por sus siglas en inglés). El GLUT-2 es el primer sensor que tiene la célula beta para detectar los niveles circulantes de glucosa.

El segundo paso (véase 2 en la Figura 4) comienza cuando la glucosa se metaboliza mediante la glucólisis y después por el ciclo de Krebs. En ambos procesos se libera energía que la célula almacena en forma de adenosín trifosfato (ATP), que es la moneda energética de todas las células. La glucólisis tiene lugar en el citoplasma y su primera reacción está regulada por la enzima glucoquinasa, que actúa como paso limitante del metabolismo de la glucosa y es el segundo sensor de las células beta. El ciclo de Krebs ocurre en la mitocondria, que son las fábricas de energía de las células.

Tras la metabolización de la glucosa se produce un aumento de los niveles de ATP y de la relación ATP/ADP, que pone en marcha el tercer paso (véase 3 de la Figura 4). El ADP es la molécula que resulta de la hidrólisis del ATP, que pierde un grupo fosfato y libera energía que usa la célula. Aquí intervienen otras proteínas que tienen las células beta en su membrana celular y que son los canales de potasio dependientes de ATP. La función de estos canales es sacar potasio, con carga positiva, al exterior de las células beta. De tal manera que, cuando la glucemia es baja (menor a 100 mg/dl), la relación ATP/ADP también es pequeña y el canal de potasio dependiente de ATP está abierto y sacando potasio, lo cual hace que la célula beta tenga una carga total negativa y se encuentre en reposo. En esta situación, la célula beta tiene una liberación de insulina constante pero pequeña que se denomina liberación basal de insulina. Su objetivo es regular la glucemia en ayunas. Cuando la glucemia sube por encima de 100 mg/dl, se produce suficiente ATP y la relación ATP/ADP se incrementa. Esto hace que se cierre el canal y que no salga el potasio, por lo que la célula beta se va cargando positivamente. El canal de potasio dependiente de ATP tiene una proteína llamada receptor de sulfonilurea (SUR, por sus siglas en inglés), que forma parte de la estructura del canal y cuya función es detectar los niveles intracelulares de ATP. A más glucosa, más ATP, mayor cierre del canal y más acumulación de cargas positivas en la célula beta. Este proceso se denomina despolarización.

El cuarto paso (véase 4 de la Figura 4) comienza cuando la despolarización alcanza un determinado nivel que hace que se abran los canales de calcio sensible a voltaje. Estos canales son proteínas que se encuentran en las membranas de las células beta y cuya función es introducir átomos de calcio, que están fuera de las células, al interior de las células beta. Estos canales, cuando la glucemia es baja y la célula beta está cargada negativamente, están cerrados. Al despolarizarse la célula beta se abren los canales y entra el calcio a su interior, inundando la célula beta de calcio.

La entrada de calcio pondría en marcha el último paso, que se llama exocitocis (véase 5 de la Figura 4). Aquí lo que ocurre es que el calcio actúa como un mensajero que hace que los gránulos maduros de insulina, que están cerca de la membrana plasmática y listos para liberar la insulina, se acerquen a la membrana plasmática, se fusionen con ella y liberen su contenido.

El proceso acoplamiento estímulo-secreción se activa cuando la glucemia se encuentra entre los 100 y 126 mg/dl. Sin olvidar que por debajo de estas cifras las células beta tienen una secreción basal de insulina constante. A partir de ahí y hasta glucemias de 300 mg/dl, la liberación de insulina sigue un proceso lineal. Es decir, a mayor glucemia, más liberación de insulina. Cuando se sobrepasan los 300 mg/dl, las células beta alcanzan su máximo de liberación de insulina y, aunque suban los valores de la glucemia, las células beta no secretan cantidades mayores de insulina. A la liberación de insulina tras la subida de la glucosa se le denomina patrón prandial o posprandial. Este concepto, que viene del latín, significa «primera comida».

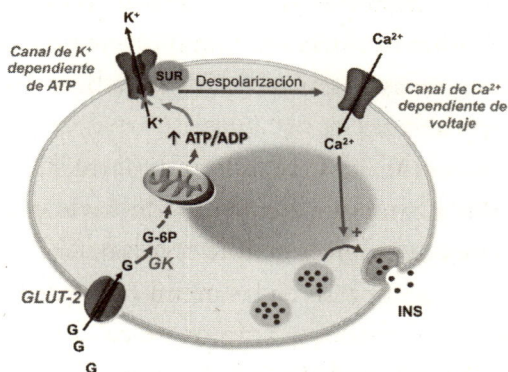

Figura 4. Proceso de acoplamiento estímulo-secreción. G: glucosa; GK: glucoquinasa; G-6P: glucosa-6-fosfato (es el primer producto de la metabolización de la glucosa y su producción está regulada por la glucoquinasa); SUR: receptor de sulfonilureas; Ca2+: calcio; INS: insulina; K+: potasio.

Conocer bien el mecanismo de acoplamiento estímulo-secreción resulta importante porque es lo primero que falla cuando la célula beta empieza a tener problemas para funcionar correctamente y porque los fármacos antidiabéticos orales de tipo secretagogos, que liberan insulina, actúan sobre este proceso.

En los humanos, la secreción de insulina sigue un patrón bifásico. Esto se debe a la disposición de los gránulos de insulina. Hay una pequeña fracción (1 %) que está muy cerca de la membrana plasmática, lista para liberar la insulina. El 99 % restante constituyen la reserva y están algo más atrás. Cuando el almacén de gránulos listos para liberarse se vacía, se rellena de los gránulos de reserva. Así pues, cuando la glucemia se eleva tras la ingestión de comida, el depósito de gránulos preparados para liberarse secreta la insulina y se produce un pico de liberación de insulina que dura unos diez minutos (primera fase). Posteriormente, hay una fase de meseta de liberación de insulina que se mantiene mientras las concentraciones de glucosa estén altas (segunda fase). Los estudios muestran que, en un páncreas sano, a lo largo de un día, las células beta liberan el 5 % de su contenido total de insulina. Esto significa que hay una capacidad elevada para adaptarse a situaciones en las que se necesiten mayores cantidades de insulina (por ejemplo, obesidad y embarazo). Hay que señalar que las pautas de administración de insulina tratan de reproducir estos patrones, que se repiten tras cada comida.

4. LAS FUNCIONES DE LA INSULINA

Su función fundamental es regular el metabolismo de los carbohidratos, particularmente de la glucosa, ayudando a mantener constante la glucemia. No obstante, la insulina es capaz de ejercer su acción sobre un amplio rango de procesos metabólicos y actuar sobre el metabolismo de otros nutrientes, como son las grasas y proteínas.

Para entender las acciones de la insulina es importante conocer su mecanismo de acción. Esto ocurre a través de una cascada de procesos que comienzan con la liberación de insulina por las células beta. Después, la insulina viaja por el torrente sanguíneo para unirse a sus receptores, que se encuentran en diferentes tejidos. No obstante, las acciones fundamentales de la insulina tienen lugar en el músculo, el hígado y el tejido adiposo. La presencia de receptores de insulina en diversos tejidos permite a la insulina regular un amplio espectro de procesos metabólicos y celulares.

El receptor de insulina es una proteína que está en la membrana de las células. Tras la unión de la insulina a su receptor, se producen una serie de reacciones químicas y de uniones de moléculas al receptor de insulina, que tienen como función amplificar la señal y poner en marcha los dos grandes brazos de acción de la insulina: i) la regulación metabólica y ii) la proliferación celular y la síntesis de tejidos (señal mitogénica). La cantidad de insulina que se debe unir a su receptor para poner en marcha la señal mitogénica —información que provoca la mitosis, la división de la célula— es mayor que para iniciar los procesos de regulación metabólica [15].

En el tejido muscular y el tejido adiposo, la activación de la señalización metabólica produce el autoensamblaje de las proteínas que forman el transportador de glucosa de tipo 4 (GLUT-4) y su transporte a la membrana celular. Este transportador facilita la entrada de glucosa desde el torrente sanguíneo hacia estos tejidos.

Aparte de facilitar la entrada de glucosa en el músculo y el tejido adiposo, la insulina tiene otras acciones. En el músculo, favorece la síntesis de glucógeno (glucogenogénesis). En el hígado ayuda a la glucogenogénesis, inhibe la destrucción de glucógeno (glucogenólisis), bloquea la nueva síntesis de glucosa (gluconeogénesis), impide la liberación de glucosa al torrente sanguíneo, aumenta la síntesis de lípidos (lipogénesis) y limita la metabolización de las grasas para obtener energía. En el tejido graso, inhibe la rotura de las grasas almacenadas (lipólisis) y promueve el acúmulo de lípidos (lipogénesis) en las células del tejido adiposo (adipocitos). Esto disminuye los niveles circulantes de grasas. En cuanto al efecto de la insulina sobre el metabolismo de las proteínas, básicamente resulta en tres acciones: i) favorece la entrada de aminoácidos en el hígado y los músculos; ii) estimula la síntesis muscular de proteínas, y iii) disminuye la destrucción del músculo y la liberación de aminoácidos al torrente sanguíneo.

Por todas estas acciones, que nos llevan a una mayor síntesis y almacenamiento de proteínas, lípidos y glucógeno, se dice que la insulina es una hormona anabólica.

Finalmente, hay que señalar que, ante diferentes situaciones, los tejidos pueden responder mejor o peor a la insulina. Esto es lo que se conoce como sensibilidad a la insulina. Cuando la sensibilidad a la insulina disminuye, se produce una resistencia a esta. La mejor situación metabólica supone tener una sensibilidad a la insulina correcta.

3

LOS DIFERENTES TIPOS DE DIABETES: LAS MÚLTIPLES CARAS DE LA ENFERMEDAD

1. HISTORIA DE LA CLASIFICACIÓN DE LA DIABETES *MELLITUS*

La diabetes es una enfermedad crónica que tiene lugar cuando el páncreas no produce suficiente insulina o el cuerpo no la puede usar correctamente. También pueden ocurrir ambas cosas a la vez. Esto hace que el organismo no sea capaz de regular la glucemia y se produzca una hiperglucemia. Los pacientes con diabetes también presentan alteraciones en el metabolismo de las grasas y las proteínas.

Aunque todos los pacientes con diabetes tienen dificultades a la hora de regular su glucemia y la enfermedad parece que es única, existen muchas formas de diabetes.

Es importante conocer los diferentes tipos de diabetes porque su causa, los mecanismos que la originan, la historia natural de la enfermedad y su tratamiento difieren. Además, las complicaciones de la enfermedad pueden evolucionar de un modo diferente.

A medida que ha ido avanzando el conocimiento sobre la enfermedad se han identificado distintos tipos de diabetes y modificado su clasificación. En la actualidad se conocen unos cincuenta tipos de diabetes originados por diferentes mecanismos patogénicos u ocasionados por otras enfermedades acompañantes. Además, hay que señalar que esta clasificación no es fácil de establecer y que hay ocasiones en las que no se puede encuadrar a los pacientes dentro de un tipo particular de diabetes.

Así pues, es importante conocer qué tipo de diabetes tiene un paciente, porque de ello dependerán las decisiones clínicas que se tomen sobre su tratamiento, el seguimiento de la enfermedad y el control de sus posibles complicaciones. Un tratamiento incorrecto, derivado de una mala clasificación, puede poner en riesgo la vida del paciente, hacer que siga, por ejemplo, una administración innecesaria de insulina o modificar el curso de las complicaciones de la enfermedad. Otro aspecto que considerar es que una clasificación permite una unificación de criterios médicos y científicos.

Hasta la década de los sesenta del siglo pasado no existía ninguna clasificación sistemática de la diabetes. La Organización Mundial de la Salud (OMS) publicó la primera en 1965 y lo hizo en función de la edad a la que aparecía la enfermedad y la necesidad de insulina [1]. Estableció cuatro grupos de diabetes: i) infantil (0-14 años); ii) juvenil (15-24 años); iii) adultos (25-64 años), y iv) ancianos (mayores de 65 años). Además, la OMS señaló que existían diferentes tipos de diabetes: i) juvenil; ii) frágil; iii) resistente a la insulina; iv) gestacional; v) de origen pancreático; vi) de origen endocrino, y vii) de origen médico.

En 1980, el grupo de expertos de la OMS publicó la primera clasificación de la diabetes ampliamente aceptada [2]. Se propusieron dos grandes tipos de diabetes: i) la diabetes *mellitus* dependiente de insulina o tipo 1 y ii) la diabetes *mellitus* no dependiente de insulina o tipo 2. Además, incluyó la diabetes gestacional, un grupo de otras formas de diabetes y el concepto de intolerancia a la glucosa. Esta clasificación trajo orden a la caótica situación que existía, en la que había muchas maneras de denominar las diferentes formas de la enfermedad.

Posteriormente, en 1985, el grupo de estudio de la OMS eliminó los términos tipo 1 y 2, mantuvo los relativos a la dependencia de la insulina y estableció un nuevo tipo de diabetes llamado diabetes *mellitus* asociada a la malnutrición.

Esta clasificación fue muy usada y ampliamente aceptada a nivel internacional [3]. Su éxito consistía en que se basaba en una descripción clínica y en que estaba enfocada al manejo farmacológico de los pacientes. De esta manera ayudaba a los médicos a enfrentarse a las diferentes formas de la enfermedad, desde un punto de vista clínico, y sin tener que considerar las causas de estas o incluso desconocerlas.

En el año 1999, la OMS volvió a realizar cambios en la clasificación de la diabetes [2]. Se había avanzado en el conocimiento de las causas de la enfermedad y esto hacía necesario adaptar la clasificación de la diabetes a los nuevos descubrimientos. Estos cambios recogían diferentes aspectos: i) se volvía a introducir los términos diabetes tipo 1 (DM1) y tipo 2 (DM2); ii) desaparecía la diabetes asociada a la malnutrición, pues no había suficiente evidencia científica de su existencia; iii) establecía subtipos de diabetes dentro de las diabetes tipo 1 y tipo 2, y iv) contemplaba aspectos relacionados con la progresión de la enfermedad o sus estadios clínicos.

En referencia a los subtipos de diabetes, para la DM1 consideraba dos formas: i) autoinmune, en la que nuestro sistema inmune elimina a las células beta y ii) idiopática o de causa desconocida. En el caso de la DM2, también consideraba dos subtipos: i) en la que predominaba la resistencia a la insulina y ii) en la que prevalecía un defecto secretor de las células beta.

En la clasificación de 1999, la OMS decidió introducir la progresión de la enfermedad en cuanto a la regulación de la glucemia y la posible necesidad de insulina. Por un lado, esto se debe a que los pacientes con diabetes, sea cual sea el tipo que padezcan, pueden recorrer diferentes estadios, que van desde la normoglucemia (niveles normales de glucosa en sangre) hasta una hiperglucemia (glucosa en sangre alta) muy severa. La OMS añadió un estadio intermedio entre la normoglucemia y la hiperglucemia que llamó regulación de la glucosa alterada. Por otro lado, dentro de las situaciones de hiperglucemia, se encontraban pacientes que podían no necesitar insulina o depender de ella para vivir. Finalmente, no todos los pacientes recorrían todos los estadios para ambas situaciones. Esta clasificación era más completa, porque contemplaba las causas de la enfermedad y además categorizaba a los pacientes según su situación clínica (Figura 1). Además, también incluía la diabetes gestacional, que es una forma de diabetes que aparece durante el embarazo, así como otros tipos específicos de diabetes, de diversos orígenes y causas (Figura 1).

En las últimas dos décadas ha habido un avance importante en el conocimiento de las causas de la diabetes, de los mecanismos por los que se produce la enfermedad, así como en las opciones de tratamiento. Esto, lejos de facilitar la clasificación de la diabetes, la ha hecho más compleja. En teoría, una buena clasificación debería dar información sobre la causa de la enfermedad, su historia natural, la genética y el grado de herencia, las características clínicas y las mejores opciones de tratamiento. El hecho es que esto actualmente es difícil de conseguir. Hay clasificaciones más apropiadas para la investigación y otras más adecuadas para el manejo clínico de la enfermedad. Además, dada la complejidad de algunas formas de diabetes, a veces a los pacientes no se les puede clasificar claramente en un tipo concreto en el momento de su diagnóstico. Así pues, podemos pensar que no existe una clasificación ideal de las distintas formas de diabetes. Todas ellas presentan algún grado de inconsistencia y de superposición. Todavía tenemos que avanzar en el conocimiento de las causas y los mecanismos de las formas principales de diabetes. Esto hace que la clasificación esté en constante evolución.

Etapas	Normoglucemia		Hiperglucemia		
	Tolerancia de la glucosa normal	Regulación de la glucosa alterada	Diabetes *mellitus*		
Tipos			No se requiere insulina	Requerimiento de insulina para el control	Requerimiento de insulina para sobrevivir
Tipo 1 •Autoinmune •Idiopática	←――――――――――――――――――――――――→				
Tipo 2 •Resistencia a la insulina •Defectos en la secreción de insulina	←――――――――→		·······▶		
Otros tipos específicos	←――――――――→		·······▶		
Diabetes gestacional	←――――――――→		·······▶		

Figura 1. Clasificación de la diabetes *mellitus* según el documento de la OMS de 1999. Adaptado de WHO Diagnosis and Classification of Diabetes Mellitus, 1999.

2. CLASIFICACIÓN ACTUAL DE LA DIABETES *MELLITUS*

En la actualidad, tal y como indica la guía «Estándares de atención en diabetes. Guía 2023» publicada por la Asociación Americana de Diabetes [4], la diabetes se puede clasificar en cuatro grandes grupos: i) DM1; ii) DM2; iii) diabetes gestacional, y iv) tipos específicos de diabetes debido a otras causas (Tabla 1).

En el siguiente capítulo hablaremos más extensamente sobre el origen, las causas y los mecanismos responsables de las formas de diabetes más frecuentes. Por lo tanto, ahora vamos a hacer una revisión de los diversos tipos de diabetes tratando de dar una visión general de todos ellos.

Diabetes tipo 1

Autoinmune

Idiopática

LADA

Diabetes tipo 2

Diabetes relacionada con la edad

Diabetes relacionada con una obesidad moderada

Diabetes relacionada con un déficit severo de insulina

Diabetes relacionada con una resistencia severa

Diabetes autoinmune severa

Diabetes gestacional

Otros tipos específicos de diabetes

Defectos genéticos en la función de la célula beta

MODY

Diabetes neonatales

ADN mitocondrial

Defectos genéticos en la acción de la insulina

Resistencia a la insulina tipo A

Leprechaunismo

Diabetes lipotrófica

Síndrome de Rabson-Mendenhall

Diabetes mediadas por alteraciones inmunes poco comunes

Enfermedades del páncreas exocrino

Pancreatitis

Neoplasias

Traumas/pancreatectomias

Fibrosis quística

Hemocromatosis

Pancreatopatía fibrocalculosa

Enfermedades endocrinas

Acromegalia

Síndrome de Cushing

Glucagonoma

Feocromocitoma

Hipotiroidismo

Somatostatinoma

Otros síndromes genéticos que a veces llevan asociados diabetes

Síndrome de Down

Síndrome de Turner

Síndrome de Klinefelter

Síndrome de Wolfram

Síndrome de Prader-Willi

Diabetes inducida por fármacos y compuestos químicos

Glucocorticoides

Hormonas tiroideas

Tiazidas

Agonistas alfa y beta adrenérgicos

Diazóxido

Dilantina

Ácido nicotínico

Antipsicóticos

Pentamidina

Interferón gamma

Vacor

Diabetes inducida por infecciones

Rubéola congénita

Citomegalovirus

Paperas

Tabla 1. Clasificación actual de los diferentes tipos de diabetes *mellitus*.

2. 1. Diabetes tipo 1 (DM1)

Dentro de esta forma de diabetes podemos encontrar en la actualidad tres subtipos. La más común es la DM1 mediada por la autoinmunidad, que antes se denominaba «diabetes dependiente de insulina» o «diabetes juvenil». Supone entre el 5 y el 10 % de todas las formas de diabetes y se trata de una enfermedad en la que hay una destrucción de las células beta por el propio sistema inmune del paciente. La fuerza del ataque autoinmune y la velocidad a la que tiene lugar la destrucción de las células beta varía en los pacientes, pudiendo ocurrir de un modo muy rápido o lento. Esta forma de diabetes es más frecuente en niños, adolescentes y adultos jóvenes (antes de los treinta años). De hecho, es el tipo de diabetes más habitual en este grupo poblacional. No obstante, cuando la destrucción de las células beta es más lenta, la DM1 aparece en la edad adulta. Esta diabetes suele debutar con hiperglucemias muy altas y repentinas e incluso con cetoacidosis diabética, siendo esta el primer signo de la enfermedad. La cetoacidosis diabética ocurre porque la falta de insulina no permite a las células del cuerpo usar la glucosa para obtener energía. En esa situación, el hígado comienza a metabolizar las grasas para obtener energía y se producen cuerpos cetónicos, que acidifican la sangre y generan la cetoacidosis. La DM1 autoinmune no suele tener una historia familiar detrás y necesita tratamiento con insulina. Esta DM1 clásica tiene dos subtipos: i) pacientes con una edad de debut inferior a siete años, un ataque autoinmune fuerte y poca reserva de células beta y ii) pacientes con edad de debut superior a los trece años, un ataque inmunológico menos agresivo y con más cantidad de células beta funcionando.

Hay otra forma de DM1 que es muy poco frecuente y que se denomina diabetes tipo 1 idiopática o diabetes tipo 1b. La palabra «idiopática» en medicina significa que no se conoce la causa real de una enfermedad. Se trata de una forma de DM1 en la que se desconoce la razón de la destrucción de las células beta, pues no se han encontrado evidencias de ataque autoinmune hacia estas. Los pacientes tienen un déficit severo de insulina y necesitan tratamiento con insulina. Es una forma de diabetes con un fuerte componente hereditario y más frecuente en personas con ancestros africanos o asiáticos. La diabetes tipo 1b es difícil de diagnosticar porque hay que diferenciarla de otras formas de diabetes que veremos después y que se denominan diabetes monogénicas.

Hay un tercer grupo de diabetes, que se podría considerar de tipo 1, que se llama diabetes autoinmune latente del adulto (LADA, por sus siglas en inglés). Supone entre el 2 y el 12 % de todas las formas de diabetes. Es una diabetes de carácter autoinmune que se puede encuadrar dentro de las formas de DM1, pero con una destrucción inmunológica lenta que hace que la diabetes aparezca generalmente en personas mayores de treinta o treinta y cinco años. En un principio, los síntomas son parecidos a los de la DM2 y los pacientes presentan hiperglucemias, que no son tan altas como en la DM1 habitual. Los medicamentos, junto con los cambios en el estilo de vida que se usan para tratar la DM2, pueden ser efectivos durante algún tiempo. De este modo, los pacientes con LADA no suelen necesitar insulina al principio, lo que contribuye a que en ocasiones sean diagnosticados erróneamente como pacientes con DM2. Por todas estas razones, a la diabetes LADA también se la conoce como diabetes tipo 1,5, ya que tiene aspectos relacionados con la DM1 y la DM2.

2. 2. Diabetes tipo 2 (DM2)

Es la forma más frecuente de diabetes y supone entre el 80 y el 95 % de todas las diabetes. Su prevalencia es mayor en ciertas minorías étnicas. Antes se llamaba «diabetes del adulto» o «diabetes no dependiente de insulina». En el primer capítulo explicamos que la DM2 es una enfermedad altamente prevalente y que se prevé que su incidencia siga aumentando en las próximas dos décadas.

En esta forma de diabetes, los pacientes presentan resistencia a la insulina y un déficit secretor de insulina. Al principio, la resistencia a la insulina se trata de compensar con una mayor liberación de insulina y los pacientes presentan una hiperinsulinemia (mayores niveles de insulina en sangre). El déficit de insulina aparece cuando se produce un daño en las células beta, que hace que funcionen de un modo incorrecto y no liberen insulina de forma adecuada.

La DM2 aparece fundamentalmente en personas mayores de treinta y cinco años, que suelen presentar sobrepeso u obesidad. Además, a menudo son individuos sedentarios y que comen dietas ricas en grasas y azúcares y con muchas calorías. No obstante, dada la epidemia de sobrepeso y obesidad que existe, cada vez aparece en individuos más jóvenes, incluso adolescentes y niños. Por otro lado, hay que señalar que al tratarse de una enfermedad muy heterogénea también puede aparecer ocasionalmente en personas delgadas y activas. La DM2 tiene un componente hereditario notable. La enfermedad progresa de un modo bastante lento, a veces incluso transcurren décadas en las que la glucemia va subiendo poco a poco. Como el aumento de la glucemia al principio no es muy evidente, los pacientes pueden no notar nada, lo que hace que muchas veces la DM2 pase inadvertida. De hecho, el «Estudio di@bet.es» muestra que aproximadamente el 4 % de los pacientes españoles que tienen DM2 lo desconocen [5]. A pesar de todo, esa subida de los valores de glucemia va dañando los órganos de un modo progresivo, con lo cual, hay pacientes con DM2 desconocida que sufren las complicaciones de la diabetes. A veces, la enfermedad se diagnostica por el agravamiento de algunas de sus complicaciones. Habitualmente esta forma de diabetes se trata con cambios en el estilo de vida (dieta, ejercicio y pérdida de peso), junto con fármacos antidiabéticos orales. Los pacientes con DM2 no suelen precisar insulina para poder vivir, pero sí puede ser necesaria en estadios avanzados de la enfermedad.

Como se ha dicho anteriormente, la DM2 es muy heterogénea. En los últimos dos años han aparecido estudios que parecen indicar que dentro de la propia DM2 hay diferentes subtipos [9]. Para llegar a esto, los investigadores hacen un análisis masivo de numerosos datos de cohortes de pacientes recién diagnosticados de DM2, usando técnicas estadísticas complejas. De entre todos los datos que analizan están: i) la edad de diagnóstico; ii) el IMC; iii) la presencia de autoanticuerpos; iv) el grado de resistencia a la insulina; v) la sensibilidad de las células beta; vi) un grupo de genes, y vii) los niveles circulantes de péptido C. Del análisis estadístico complejo de todos esos datos, los estudios concluyen que hay cinco subtipos de DM2: i) diabetes relacionada con la edad mediana; ii) diabetes relacionada con una obesidad moderada; iii) diabetes relacionada con un déficit severo de insulina; iv) diabetes relacionada con una resistencia a la insulina grave, y v) diabetes autoinmune severa. Los mecanismos por los que se produce la DM2 varían en cada subgrupo. También lo hacen la evolución de la enfermedad, sus alteraciones metabólicas, su pronóstico, la aparición de las complicaciones y su respuesta al tratamiento. Esta estratificación de la DM2 va a permitir avanzar hacia diagnósticos y tratamientos más personalizados.

2. 3. Diabetes gestacional

Es una forma de diabetes que aparece durante el embarazo en mujeres que anteriormente no han tenido diabetes y que en general desaparece tras el parto. Puede ocurrir que durante un embarazo una mujer reciba un diagnóstico de DM1 o DM2, pero esto no se considera diabetes gestacional. La diabetes gestacional ocurre entre el 3 y el 9 % de los embarazos. Los factores de riesgo para desarrollar este tipo de diabetes son fundamentalmente poseer una historia familiar de diabetes, tener cifras de glucemias en ayunas elevadas y padecer sobrepeso u obesidad. Las razones últimas por las que se produce la diabetes gestacional no están del todo claras. Lo que se sabe es que alguna de las hormonas producidas por la placenta (estrógenos, progesterona, cortisol y el lactógeno placentario humano) generan resistencia a la insulina en el cuerpo de la madre. Esto suele ocurrir entre la semana 20-24 de embarazo. El aumento de la resistencia a la insulina trata de ser compensado por la mujer haciendo que su páncreas libere más insulina, pero a veces esto no es suficiente y se produce la diabetes. Además, durante el embarazo se almacena más grasa, se suele comer más y podría ocurrir que se haga poco ejercicio. Todo esto también puede ayudar a elevar los niveles de glucemia. Una diabetes gestacional mal controlada puede ser perjudicial para la mujer y su bebé. En el caso del bebé, puede conducir a hipoglucemias y niños más grandes de lo habitual (macrosomía). En las mujeres existe un riesgo más elevado de desarrollar DM2 a lo largo de su vida. Por todas estas razones es importante hacer un estudio para descartar una posible diabetes gestacional entre las semanas 24-28 de embarazo. Esto se hace con pruebas de tolerancia oral a la glucosa, en las que se les da a las mujeres una cantidad alta de glucosa (unos cincuenta gramos) en ayunas y se miden los valores de glucemia varias veces, en un periodo de tiempo que transcurre entre una y tres horas tras la ingesta de la glucosa.

2. 4. Tipos específicos de diabetes debido a otras causas

Este grupo de diabetes está a su vez constituido por ocho subgrupos, que en su totalidad son de baja prevalencia. Del largo listado que aparece en la Tabla 1, las más importantes por su frecuencia y características son las ocasionadas por defectos genéticos en la función de la célula beta, por enfermedades del páncreas exocrino y las originadas por fármacos y compuestos químicos. También se podrían señalar algunas formas de diabetes que aparecen en el contexto de enfermedades endocrinas. Todos estos tipos de diabetes pueden ocurrir en cualquier momento de la vida.

A continuación, vamos a describir con algo más de detalle algunas de estas formas de diabetes.

2. 4. 1. Diabetes por defectos genéticos en la función de las células beta

Estas formas de diabetes se producen por mutaciones en genes claves que regulan el desarrollo, la función y la regulación de las células beta. Se denominan diabetes monogénicas, ya que se producen por mutaciones en un único gen. Se caracterizan por un deterioro en la síntesis o secreción de insulina. Existen tres grandes grupos: i) diabetes de los jóvenes que aparece en la edad adulta (MODY, por sus siglas en inglés); ii) diabetes neonatales, y iii) diabetes mitocondriales.

Estas diabetes son heterogéneas en cuanto a la sintomatología, la gravedad de la enfermedad y la respuesta al tratamiento. Esto es especialmente relevante en las MODY, lo cual puede llevar a un error en el diagnóstico y el posterior tratamiento. Actualmente, se suelen diagnosticar después de una prueba genética que confirma la mutación. No obstante, a pesar de que las técnicas moleculares han avanzado mucho y se han abaratado, es importante seguir unos criterios específicos antes de sugerir la realización de las pruebas genéticas. Hoy en día existen aplicaciones y páginas web que tienen calculadoras que determinan la probabilidad de padecer este tipo de diabetes en función de una serie de parámetros generales, hereditarios y clínicos. La página web o calculadora te va pidiendo los datos y en función de los parámetros introducidos se establece una probabilidad de padecer diabetes monogénica y se recomienda o no la realización de una prueba genética para confirmar el diagnóstico.

Las MODY suponen entre el 1 y el 2 % de los pacientes con diabetes. Se caracterizan en general por una hiperglucemia moderada, suelen aparecer antes de los veinticinco años y tienen una herencia denominada autosómica dominante (lo que significa que, si uno de los padres tiene un gen mutado y padece la enfermedad, su hijo tiene un 50 % de probabilidad de heredar ese gen mutado y de padecer la enfermedad). Se trata de familias donde hay personas con diabetes a lo largo de varias generaciones.

Las MODY se clasifican en varios subtipos según el gen donde se produce la mutación y que da lugar a diferentes características clínicas. Hasta la fecha se han identificado catorce formas de MODY. Se numeran desde la uno a la catorce y también se conocen por el nombre del gen donde se produce la mutación [6]. A continuación, hablaremos de las cuatro formas más frecuentes.

La MODY 3 es la más común (aproximadamente el 50 % de todas las MODY). Los pacientes tienen una mutación en el gen factor nuclear 1 alfa del hepatocito (HNF1A, por sus siglas en inglés). Esta mutación produce una disfunción progresiva de las células beta que afecta a la cantidad de insulina que producen estas, y su déficit se hace evidente en la segunda década de la vida. Además, los pacientes sufren daños en los vasos sanguíneos de los ojos y el riñón.

La siguiente en importancia es la MODY 2, que supone entre el 30 y el 50 % de las MODY. Se produce cuando hay una mutación en el gen de la glucoquinasa (GCK). Este gen es responsable de la producción de una enzima que recibe el mismo nombre. Los defectos en este gen hacen que las células beta no sean capaces de reconocer la elevación de los niveles de glucosa en sangre y que no detecten las hiperglucemias. Los pacientes con MODY 2 suelen presentar glucemias moderadamente altas en ayunas, pero no presentan hiperglucemias elevadas tras las comidas ni ningún otro síntoma. Este tipo de diabetes se puede tratar solo con cambios dietéticos.

En la MODY 1 (afecta al 10 % de las MODY) la mutación está en el gen factor nuclear 4 alfa del hepatocito (HNF4A, por sus siglas en inglés) y es muy similar a la MODY 3.

En la MODY 5, la mutación está en el gen factor nuclear 1 beta del hepatocito (HNF1B, por sus siglas en inglés). La sufren entre el 1 y el 5 % de los pacientes con MODY. También se denomina síndrome de quistes renales y diabetes. Dado que este gen se expresa en numerosos tejidos, la enfermedad puede tener una sintomatología muy variable. No obstante, la forma más habitual es presentar diabetes y quistes renales.

Las diabetes neonatales se suelen diagnosticar antes de los seis meses. De hecho, un diagnóstico de diabetes antes de esa edad suele ser una diabetes neonatal y no una DM1. Afortunadamente son muy raras (una de cada cien mil nacimientos). Existen hasta veinte formas según los genes en los que se producen las mutaciones, pero hay dos subtipos particularmente importantes: i) la diabetes neonatal originada por mutaciones en los genes del canal de potasio rectificador tardío, subfamilia J, miembro 11 (KCNJ11, por sus siglas en inglés) o del miembro 8 de la subfamilia C del transportador de casete de unión a ATP (ABCC8, por sus siglas en inglés) y ii) la diabetes neonatal transitoria 6q24. La primera es la más común y supone el 40 % de los pacientes con diabetes neonatal. Cuando la mutación ocurre en el gen KCNJ11 se denomina MODY 13 y, en el caso del gen ABCC8, MODY 12. Estos genes codifican paraproteínas que forman parte del canal de potasio dependientes de ATP. Según el tipo de mutación que haya, la diabetes será transitoria o permanente. Este tipo de diabetes puede tratarse con fármacos antidiabéticos orales. A veces es posible que los pacientes sean diagnosticados erróneamente y que se les trate con insulina, no siendo necesario su uso en este tipo de diabetes [6].

Finalmente hay un tipo de diabetes mitocondrial que se denomina diabetes con sordera heredada por vía materna. Los niños presentan diabetes y/o sordera y lo heredan de su madre, que también padece la enfermedad. Se produce por una mutación en el ADN de las mitocondrias. Como todas las mitocondrias que heredamos vienen de nuestras madres, la enfermedad pasa de una madre enferma a todos sus hijos. Los padres afectados por la enfermedad no la pueden transmitir a sus hijos. No obstante, la herencia es variable, lo que significa que puede haber hijos asintomáticos, otros solo con sordera o diabetes y otros con las dos patologías. La diabetes suele aparecer en la tercera década de la vida y se produce por un defecto en la síntesis de insulina. La sordera se debe al daño en los nervios auditivos de los dos oídos, es de gravedad variable, la padecen el 75 % de los pacientes que sufren la diabetes, es más frecuente en hombres que en mujeres y se manifiesta antes que la diabetes, a partir de la segunda década.

Llegados a este punto podemos señalar que es importante realizar un buen diagnóstico de las diabetes monogénicas por tres razones: i) hay varios tipos y cada una tiene su tratamiento más eficaz; ii) conociendo el tipo de MODY que el paciente padece se le puede informar mejor sobre su enfermedad y evolución futura, y iii) como ocurre en familias a lo largo de varias generaciones resulta imprescindible avisar a otros miembros de la familia del riesgo de padecerla.

2. 4. 2. Enfermedades del páncreas exocrino

En general, cualquier enfermedad que dañe el páncreas de un modo difuso puede ocasionar diabetes. Entre todas ellas cabe destacar las pancreatitis, los procesos traumáticos, las infecciones y los cánceres de páncreas. Las pancreatitis pueden llegar a explicar hasta el 5 % de las diabetes. En el caso de las pancreatitis crónicas, entre el 25 y el 80 % de los pacientes pueden desarrollar diabetes. Esto depende de la duración de la pancreatitis y su severidad. La inflamación que se produce en la pancreatitis daña los islotes pancreáticos, afectando a todos los grupos celulares que los constituyen y a la liberación de sus hormonas. En el cáncer de páncreas, fundamentalmente el adenocarcinoma ductal, la diabetes puede aparecer antes que el diagnóstico del cáncer, que suele ser tardío. Además, hay que considerar la fibrosis quística, ya que es una enfermedad que afecta a varias glándulas del organismo. A medida que aumenta la edad de los pacientes con fibrosis quística, la diabetes es más frecuente. De hecho, aproximadamente un 33 % de los pacientes adultos con fibrosis quística padecen diabetes. Aparte de la propia afectación del páncreas que produce la fibrosis, las infecciones que sufren los pacientes, así como los fármacos usados para tratar la enfermedad y sus complicaciones, también dañan las células beta. Finalmente, están los pacientes con hemocromatosis. Entre el 7 y el 40 % de los pacientes con hemocromatosis tienen diabetes. En esta enfermedad se producen acumulaciones de hierro excesivas en varios órganos y tejidos, entre ellos el páncreas. Esto daña a las células beta y ocasiona un déficit de insulina. Además, los pacientes también tienen resistencia a la insulina.

2. 4. 3. *Diabetes originada por fármacos y compuestos químicos*

Varios fármacos y compuestos químicos pueden precipitar la aparición de diabetes en personas predispuestas a padecerla u ocasionar diabetes mediante mecanismos diversos. Otras veces pueden producir diabetes transitorias. Es importante identificar los mecanismos por los que los fármacos ocasionan diabetes. Esto a veces es difícil, ya que algunos de los fármacos que pueden inducir diabetes se usan para tratar enfermedades que también están asociadas con un mayor riesgo de padecerla. Por otro lado, hoy en día muchos pacientes están polimedicados y los efectos diabetogénicos se pueden potenciar con el uso simultáneo de varios de estos fármacos. También puede ocurrir que los pacientes tratados con algunos fármacos tengan *per se* un mayor riesgo de desarrollar diabetes por su estilo de vida, edad o historia familiar de diabetes. En la Tabla 1 mostramos un listado de fármacos que se han relacionado con la aparición de diabetes. En algunos de ellos se desconoce el mecanismo de inducción de la diabetes (glucocorticoides, ácido nicotínico y antipsicóticos). Otros son tóxicos para las células beta (pentamidina). Los hay que afectan a la liberación de insulina (tiazida), que generan resistencia a la insulina (hormona de crecimiento) o que producen ambas cosas (agonistas alfa y beta adrenérgicos).

Existen otras formas de diabetes que son de más difícil encuadre, como es el caso de las diabetes postrasplantes. Se trata de pacientes que desarrollan una diabetes tras un trasplante de órgano. Por ejemplo, el 90 % de los pacientes que reciben un trasplante de riñón padecen hiperglucemia en las primeras semanas tras el trasplante. Dentro de las posibles causas de las diabetes postrasplantes están los fármacos esteroideos e inmunosupresores que se administran, que son tóxicos para las células beta pancreáticas.

3. LA IMPORTANCIA DE TENER UNA BUENA CLASIFICACIÓN DE LOS DIFERENTES TIPOS DE DIABETES

Como hemos podido ver, la diabetes es una enfermedad muy compleja y heterogénea. Se trata de una afección que presenta múltiples caras, que se pueden abordar ya sea desde sus causas, el mecanismo por el que se produce la enfermedad, la sintomatología o considerando varios de estos criterios. Todo esto origina diferentes clasificaciones que pueden tener diversas utilidades, ya sean clínicas o investigadoras. Por otro lado, la investigación va desentrañando nuevas formas de diabetes e incluso subtipos dentro de las nuevas formas. Esto dificulta la posibilidad de tener una foto fija. Finalmente, para complicarlo todo, hay formas de diabetes que no se pueden encuadrar en una clasificación concreta o que incluso pueden estar en dos sitios a la vez. Por ejemplo, las diabetes neonatales también son consideradas diabetes tipo MODY.

El grado de complejidad es tal que están empezando a aparecer estudios en los que se utilizan técnicas de aprendizaje automático y de inteligencia artificial que ayudan a clasificar las diferentes formas de diabetes.

Sea adonde sea que nos lleve el futuro, lo que está claro es que existen múltiples razones por las que se deben hacer esfuerzos para disponer de una buena clasificación de la diabetes. Entre ellas están las siguientes: i) poder realizar estudios epidemiológicos acertados; ii) entender bien el pronóstico, la evolución y la aparición de las complicaciones que puede tener el paciente;

iii) realizar tratamientos más eficaces e incluso personalizados y basados en la medicina de precisión, que ayuden a una mejor calidad de vida, un menor coste y una reducción de las complicaciones; iv) desarrollar estrategias de prevención más útiles, y v) poder asesorar, con mayor precisión, sobre el riesgo de padecer la enfermedad y sus futuras complicaciones.

Como siempre, para tener una buena clasificación será fundamental invertir en ciencia y hacer investigación de calidad.

4

QUÉ DICE LA CIENCIA SOBRE EL ORIGEN Y LAS CAUSAS DE LA DIABETES

En el capítulo anterior señalábamos que existían numerosos tipos de diabetes, los cuales se debían a causas diferentes. En este capítulo, nos centraremos en las dos formas de diabetes más frecuentes: la DM1 y la DM2.

Hablaremos de cuáles son los agentes desencadenantes o que contribuyen a la aparición de la enfermedad y de las alteraciones fisiológicas que se producen y que acaban con el desarrollo de la diabetes. Es decir, nos centraremos en la historia natural de la enfermedad.

1. Historia natural de la diabetes tipo 1

La DM1 es una enfermedad autoinmune, en la que el sistema inmunológico del paciente se vuelve contra sus propias células beta y acaba destruyéndolas. Como consecuencia, hay una pérdida de células beta y una menor producción de insulina. Se sabe que existe una combinación de susceptibilidad genética y de factores medioambientales que contribuyen a la aparición de la enfermedad. Los mecanismos genéticos y el proceso autoinmune de la enfermedad se conocen relativamente bien. En cambio, los factores medioambientales están menos definidos. A pesar de las décadas de investigación sobre la DM1, la causa precisa y los mecanismos patogénicos concretos que intervienen en ella no están del todo claros. Esto da una idea de la complejidad de la enfermedad.

1. 1. La susceptibilidad genética de la DM1

Los factores genéticos de mayor riesgo asociados a la aparición de la DM1 están en el complejo de histocompatibilidad humano (HLA, por sus siglas en inglés). Las HLA son moléculas que se encuentran en la superficie de las células del cuerpo y constituyen una parte importante del sistema inmunitario. Se encargan de diferenciar lo que es propio de nuestro cuerpo de lo que es ajeno a nosotros, y por tanto permiten una respuesta inmune adecuada. Además, están involucradas en los rechazos que se pueden producir en trasplantes y se han asociado a enfermedades autoinmunes. Existen dos grandes grupos de moléculas HLA. Las HLA de tipo 1 (HLA-I), presentes en todas las células, y las HLA de tipo 2 (HLA-II), que están solo en las células del sistema inmunológico encargadas de presentar las moléculas extrañas a otras células inmunológicas (células presentadoras de antígenos) y en los linfocitos T activados. Las células del sistema inmune son responsables de luchar contra agentes infecciosos externos y de defendernos frente a otras enfermedades. Los linfocitos T, en particular, ayudan a otras células del sistema inmune a ejercer sus funciones y a eliminar células tumorales y células infectadas por virus. Hay varios tipos de moléculas HLA-I y HLA-II que se denominan con letras.

Las HLA-II son las que se han relacionado fundamentalmente con mayor riesgo de DM1, concretamente las HLA-DR y HLA-DQ. Además, la combinación específica de las dos confiere mayor riesgo de desarrollar DM1, en particular las HLA-DR3-DQ2 y HLA-DR4-DQ8 [1]. También hay HLA-II asociadas a un efecto protector frente al desarrollo de la enfermedad (HLA-DQ6) [1].

Es importante señalar que tener una HLA de alto o bajo riesgo de desarrollar DM1 no quiere decir que la persona vaya a padecer diabetes de tipo 1. Esto es así porque en la historia natural de la DM1 hay una relación compleja entre factores genéticos y medioambientales. De hecho, el riesgo de padecer DM1 en la población general es del 0,4 %, en hermanos de pacientes del 7 % y en gemelos monocigóticos (con la misma carga genética) entre el 50 y el 70 %. Este último dato indica que el componente genético no es exclusivo, porque el riesgo sería cercano al 100 %. También nos muestra que no es una enfermedad con una participación medioambiental única, porque si no el riesgo sería cercano al 0 %.

Existen otros genes, fuera del sistema HLA, en los que se han identificado cambios (polimorfismos) asociados con un mayor riesgo de tener DM1, así como de padecer otras enfermedades autoinmunes, aunque su peso genético es mucho menor. De todos estos genes, los que tienen una mayor fuerza de asociación con la DM1 son el gen de la insulina (INS), el de la proteína linfocitaria tirosina fosfatasa (PTPN22, por sus siglas en inglés) y el de la subunidad alfa del receptor de la interleucina 2 (IL2RA, por sus siglas en inglés) [2].

Un mayor conocimiento de los factores genéticos que influyen en la DM1 es importante porque nos permitiría avanzar en la comprensión de los mecanismos de la enfermedad y hasta cierto punto tratar de prevenirla.

1. 2. Los factores medioambientales en la aparición de la DM1

La importancia de estos factores se pone en evidencia por cuatro hechos detectados a lo largo del pasado siglo con respecto a la DM1 en niños: i) su incidencia aumentó a pesar de que la población ha sido genéticamente estable; ii) el número de pacientes, con un riesgo genético bajo, que padece DM1 es mayor; iii) cuando la población emigra de países de baja incidencia a otros de alta incidencia de DM1, se produce un incremento de este tipo de diabetes en los niños que nacen en el nuevo país o que emigran antes de los diez años, y iv) hay una relación directa entre el tiempo que la madre está en el nuevo país y el riesgo de desarrollar DM1 en los niños que han nacido en el nuevo país. De hecho, se piensa que durante las últimas dos décadas los factores medioambientales podrían estar presentes en el incremento anual de entre el 3 y el 6 % en la incidencia de DM1, especialmente en los países desarrollados.

Entre los factores medioambientales están las infecciones, la microbiota intestinal, la dieta, la obesidad infantil, algunos contaminantes, ciertos fármacos y el estrés psicológico [3].

1. 2. 1. Los virus en la DM1

En el caso de las infecciones, los virus son el agente más importante. El aumento de los casos diagnosticados durante el invierno, con respecto al verano, puso la pista del posible papel de las infecciones virales. Además, se han detectado en el páncreas virus y moléculas inmunitarias que luchan contra las infecciones virales. Los mecanismos por los que los virus desencadenan el ataque autoinmune no están claros. Además, se piensa que las infecciones virales han de ser repetidas. Se cree que los virus pueden destruir a las células beta, lo cual produce una liberación de proteínas de las propias células beta, que se convierten en autoantígenos. Los antígenos son cualquier sustancia (propia o extraña) que el sistema inmune identifica como ajena y se activa para eliminarla. Un autoantígeno es cuando se trata de una molécula del propio cuerpo. También puede ocurrir que un virus o fracción de este sea similar a una proteína de la célula beta (mimetismo molecular), el sistema inmune se confunda e inicie una reacción cruzada de ataque autoinmune frente a la propia célula beta. Los tres tipos de virus con mayor peso son los enterovirus (especialmente el virus Coxsackie B), los rotavirus (virus gastrointestinales) y la influenza (gripe) [3]. Además, los virus gastrointestinales pueden aumentar la permeabilidad de la barrera intestinal y permitir la entrada de antígenos dietéticos, los cuales pueden ser confundidos por el sistema inmune, ocasionando una reacción cruzada que ataca a las células beta, como ocurre con los virus. Recientemente se está analizando la posible implicación del SARS-CoV-2 (COVID-19) en el riesgo de desarrollar DM1.

1. 2. 2. La importancia de la microbiota

La microbiota intestinal se establece en la infancia temprana y modula la respuesta de nuestro sistema inmune. Las características más importantes de la microbiota que se asocian con la DM1 son: i) una disminución de la diversidad bacteriana; ii) una reducción de su estabilidad, y iii) una descompensación del equilibrio microbiano de la flora intestinal normal (disbiosis). Se ha comprobado que cuando se produce un incremento de la especie *Bacteroides* y una disminución de otras como *Prevotella*, *Bifidobacterium* y *Lactobacillus* hay un mayor riesgo de

DM1. Se piensa que la alteración en la microbiota produce una inflamación intestinal, un incremento de la permeabilidad intestinal y luego ocurriría lo mismo que con los virus gastrointestinales [4]. Los últimos estudios muestran que la microbiota tiene una implicación en la progresión del ataque autoinmune, pero no en su inicio.

1. 2. 3. *Los alimentos que comemos y el riesgo de desarrollar DM1*

La contribución de los nutrientes y la alimentación al riesgo de DM1 se ha estudiado bastante en las últimas tres décadas [5]. Los numerosos estudios que existen sobre la relación entre el consumo de alimentos concretos, su cantidad y la edad de inicio de su ingesta con la incidencia de DM1 en la mayoría de los casos han dado lugar a resultados poco concluyentes. No obstante, hay una serie de consideraciones dietéticas que sí tienen una evidencia científica más fuerte. En primer lugar, se sabe que la lactancia materna es un factor protector. Sobre todo si se utiliza como única fuente de alimentación durante los primeros seis meses de vida. Los mecanismos de esta protección serían los siguientes: i) reforzamiento del sistema inmune adaptativo; ii) reducción de la frecuencia de infecciones víricas; iii) retraso en la ingesta de alimentos que pueden actuar como antígenos, y iv) mejora de la microbiota. También confieren protección la vitamina D y los ácidos grasos omega-3. Ambos actúan por sus efectos antiinflamatorios e inmunomoduladores, especialmente mejorando la inmunotolerancia. Por otro lado, entre los factores dietéticos que aumentan el riesgo de padecer DM1 tenemos la introducción temprana de la leche de vaca (antes de los cuatro o seis meses) y del gluten (antes de los nueve meses). En el primer caso, el mecanismo exacto no se conoce. Se piensa que tanto la insulina bovina presente en la leche de vaca como ciertas proteínas lácteas (caseína y beta-lactoglobulina) ponen en marcha la autoinmunidad por reacción cruzada en niños con un riesgo genético alto a padecer la enfermedad. Un asunto sobre el que ha habido mucha controversia es sobre las fórmulas lácteas infantiles. Un estudio reciente mostró que las fórmulas lácteas infantiles fabricadas con leche de vaca intacta o con proteínas hidrolizadas de leche de vaca no aumentaban el riesgo de desarrollar DM1 [6]. En el caso del gluten, los mecanismos de acción propuestos son estos: i) cambios en la microbiota, ii) una modificación en las proporciones de células del sistema inmune, y iii) el desarrollo de un patrón inflamatorio. No obstante, el peso del gluten es difícil de evaluar, ya que la celiaquía también es una enfermedad autoinmune, asociada a veces con la DM1. Además, los mecanismos por los que se producen ambas enfermedades son parecidos y tanto los pacientes celiacos como los que sufren DM1 tienen unas características de susceptibilidad genética similares [7]. Finalmente, en el año 2023 apareció un estudio que mostraba cómo tener sobrepeso y obesidad durante la infancia temprana aumentaba el riesgo de padecer DM1 a lo largo de la vida [8].

1. 2. 4. Otros factores

En este grupo se encuadran los fármacos, los agentes contaminantes y el estrés psicológico.

Entre los fármacos están los antibióticos, que modifican la microbiota y pueden dañar las células beta generando autoantígenos.

Los contaminantes que se han involucrado a nivel epidemiológico con un mayor riesgo de DM1 son los policlorobifenilos (PCB), algunos pesticidas, el bisfenol A y los nitratos y nitrosaminas. Probablemente actúen modificando la microbiota y/o permeabilidad intestinal, dañando las células beta o modificando la respuesta inmunitaria en personas con riesgo genético alto [9].

Finalmente, a lo largo de la última década han aparecido una serie de estudios que asocian el estrés psicológico a un mayor riesgo de padecer DM1. En la actualidad se desconocen los mecanismos que pueden relacionar este estrés con la DM1 [10].

Así pues, la DM1 es una enfermedad autoinmune en la que participan factores genéticos y medioambientales. El ataque autoinmune sigue una secuencia de eventos, antes de que la enfermedad dé la cara, que son difíciles de detectar y que pueden durar desde meses hasta años. En este ataque participan muchos componentes del sistema inmune, tales como autoantígenos celulares, macrófagos, células dendríticas, linfocitos B y linfocitos T.

Se piensa que la secuencia de acontecimientos se inicia con la liberación de autoantígenos de las células beta a consecuencia del daño causado en ellas por los distintos agentes medioambientales. Los autoantígenos son procesados y expuestos en sus membranas por las células presentadoras de antígenos (macrófagos, linfocitos B y células dendríticas), que se infiltran en los islotes pancreáticos provocando una inflamación localizada (insulitis). Después, en el sistema linfático pancreático, las células presentadoras de antígenos muestran los autoantígenos a los linfocitos T coadyuvantes CD4+. Es importante recordar que los autoantígenos son moléculas de nuestro propio organismo (en este caso de las propias células beta) que el sistema inmune identifica como ajenas y se activa para eliminarlas. Por lo tanto, los autoantígenos, al ser presentados a los linfocitos T CD4+ harán que estos inicien el ataque inmunológico contra nuestras propias células beta. Además, las células presentadoras de antígenos liberan interleucina-12 (IL-12), que activa a los linfocitos T coadyuvantes

CD4+. A continuación, los linfocitos CD4+ activados secretan interleucina-2 (IL-2), que induce la estimulación de los linfocitos T citotóxicos CD8+, los cuales reconocen los antígenos de las células beta y actúan específicamente frente a ellas, liberando unas moléculas llamadas citolisinas que las matan. Por otro lado, los linfocitos T CD4+ activados también liberan interferón gamma (IFN-γ, por sus siglas en inglés), una proteína inmunitaria que hace que los macrófagos, células especializadas en la detección y destrucción de bacterias, se vuelvan citotóxicos, es decir, capaces de dañar o matar células o tejidos. Los macrófagos citotóxicos liberan citoquinas y radicales libres que dañan a las células beta. Las citoquinas son proteínas sintetizadas por las células del sistema inmune que regulan la inflamación. Los linfocitos CD4+ activados también liberan citoquinas tóxicas para la célula beta. De este modo, los macrófagos, los linfocitos T y las citoquinas actúan de una manera sinérgica para destruir a las células beta (Figura 1) [11].

El proceso de destrucción de las células beta no es lineal ni constante, sino que tiene subidas y bajadas. Esto se debe a que el ataque autoinmune es capaz de estimular la regeneración de las células beta y a que el sistema inmune puede modular su respuesta a través de los linfocitos T reguladores, atenuando la intensidad del ataque. No obstante, el ataque autoinmune va avanzando de un modo imparable y la DM1 da la cara, casi siempre de un modo abrupto, cuando a los pacientes solo les queda entre el 10 y el 30 % de células beta con capacidad funcional.

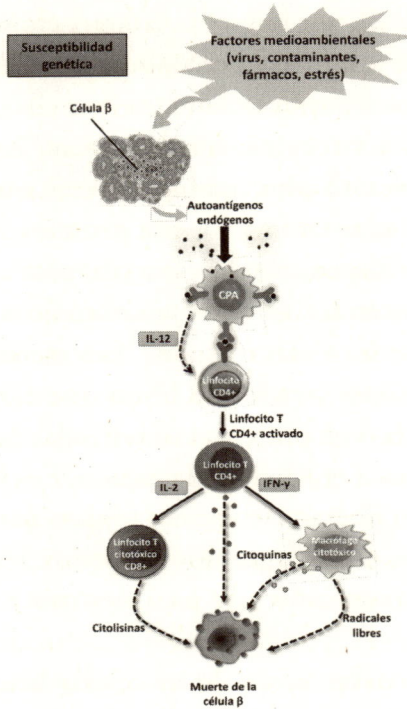

Figura 1. Secuencia de eventos del ataque inmunológico contra las células beta. IL-12: interleucina 12; IL-2: interleucina 2; IFN-γ: interferón gamma; CPA: célula presentadora de antígeno.

El ataque autoinmune, con sus fluctuaciones, continúa tras el diagnóstico. De hecho, a veces tras el diagnóstico se produce un periodo de recuperación temporal de la capacidad de secretar insulina que se llama luna de miel. Mediciones de péptido C y análisis histológicos de páncreas de pacientes con DM1 han demostrado que, incluso tras años de evolución de la enfermedad, hay islotes pancreáticos con cierta cantidad de células beta y que se puede mantener la capacidad de producir algo de insulina. Esto sugiere que existe alguna capacidad de recuperación y, por tanto, en teoría, la DM1 podría ser reversible.

De lo dicho hasta ahora se puede intuir que la velocidad y fuerza del ataque autoinmune y la masa de células beta que tiene una persona, en los primeros momentos de su vida, influyen en el tiempo que transcurre hasta el debut de la enfermedad (Figura 2).

La DM1 se asocia con la aparición de autoanticuerpos, que son anticuerpos frente a autoantígenos. Los autoanticuerpos aparecen meses o años antes del diagnóstico de la enfermedad. Se piensa que no participan en el origen o causa de esta, pero sirven como biomarcadores del desarrollo del ataque autoinmune. Los autoanticuerpos más característicos aparecen frente a proteínas de los islotes pancreáticos como la insulina, la descarboxilasa del ácido glutámico de 65 kDa (GAD65, por sus siglas en inglés), la tirosina fosfatasa IA-2 (IA-2, por sus siglas en inglés) y la proteína transportadora de zinc (ZnT8, por sus siglas en inglés). No está claro por qué aparecen y se cree que es por una continua exposición del sistema inmune a los autoantígenos de las células beta [11]. Los dos primeros en aparecer son frente a la insulina y la GAD65. El riesgo de desarrollar la enfermedad, así como su aparición a una edad más temprana, está asociado a una mayor variedad y concentración de autoanticuerpos.

Llegados a este punto podemos sugerir que los mecanismos que conducen a la DM1 actúan de un modo continuo, que se divide en estadios relacionados con: i) la predisposición genética y la presencia de factores medioambientales (estadio 0); ii) la aparición de autoanticuerpos y el inicio del daño en las células beta (estadio 1); iii) la progresión en la destrucción de las células beta y el inicio de las alteraciones en el control de la glucemia (estadio 2), y iii) la aparición de la hiperglucemia y los síntomas asociados a ella (estadio 3) (Figura 3).

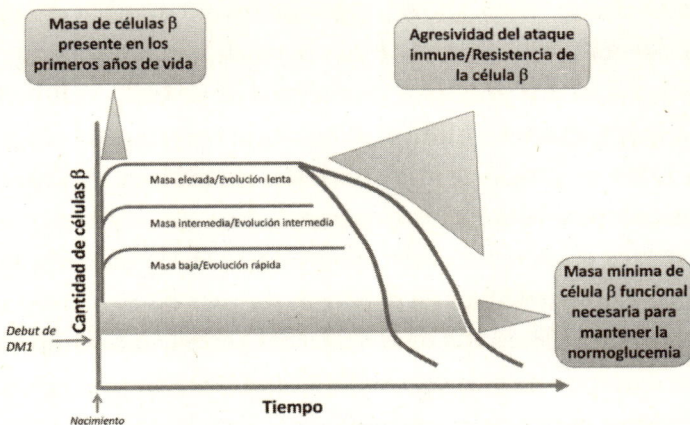

Figura 2. Factores que afectan al tiempo de debut de la DM1.

El conocimiento de las causas y los mecanismos de la DM1 está avanzando a pasos agigantados. Esto nos permitirá entender: i) la historia natural de la enfermedad; ii) identificar biomarcadores de estrés y muerte de las células beta, y iii) desarrollar estrategias más eficaces de prevención frente al ataque autoinmune. Las dificultades que hay estriban en que los factores genéticos y medioambientales que conducen a la DM1 son heterogéneos, diversos y con muchas combinaciones. Además, en cada persona la enfermedad tiene un tiempo de evolución diferente. Podemos decir, sin miedo a equivocarnos, que cada paciente tiene su propia DM1.

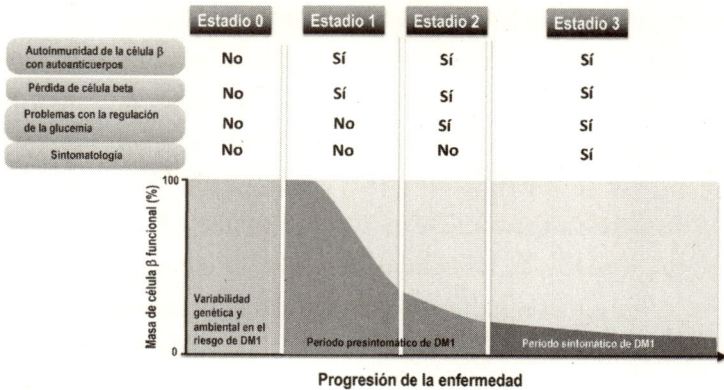

	Estadio 0	Estadio 1	Estadio 2	Estadio 3
Autoinmunidad de la célula β con autoanticuerpos	No	Sí	Sí	Sí
Pérdida de célula beta	No	Sí	Sí	Sí
Problemas con la regulación de la glucemia	No	No	Sí	Sí
Sintomatología	No	No	No	Sí

Figura 3. Etapas de progresión de la DM1.

2. LAS CAUSAS Y MECANISMOS DEL ORIGEN DE LA DIABETES TIPO 2

La DM2 también es una enfermedad compleja y heterogénea que se manifiesta con un rango amplio de características diferentes y que tienen un componente hereditario. De un modo similar a como ocurría en la DM1, hay una complicada relación entre factores genéticos y medioambientales. En este caso, el papel de los factores medioambientales está más definido que el peso de la genética.

En la DM2 concurren dos hechos fisiopatológicos que son fundamentales: i) la resistencia a la insulina y ii) el fallo en la secreción de insulina. La historia natural de la DM2 se ha descrito como un proceso en el que hay un aumento progresivo de la resistencia a la insulina, seguido de una pérdida de la función y cantidad de células beta, con una liberación insuficiente de insulina.

Una secuencia natural de acontecimientos sería que, en personas con predisposición genética, el sedentarismo, las dietas hipercalóricas (ricas en grasas saturadas y azúcares simples) y la obesidad que conllevan produjeran una resistencia a la insulina. La resistencia a la insulina hace que las células beta tengan que liberar más insulina y se produce una hiperinsulinemia (exceso de insulina circulante en sangre). En un momento dado, el exceso de grasas y azúcares dañan las células beta. A esto se le suma la inflamación inducida por la obesidad, que también deteriora las células beta. Como la resistencia a la insulina se mantiene e incluso empeora y hay un funcionamiento inadecuado de las células beta, con una menor secreción de insulina, comienza a haber problemas en el mantenimiento de la glucemia. Con el paso del tiempo, y si se mantienen los factores que desencadenan la enfermedad, empieza a haber una pérdida de células beta y la hiperglucemia se agrava, apareciendo la DM2. Hay estudios que sugieren que la enfermedad no se hace evidente hasta que hay una pérdida elevada de la función de las células beta [12].

Todo esto ocurre durante un periodo de tiempo largo, años durante los cuales el organismo y en particular las células beta tratan de adaptarse, pero el insulto continuo acaba por superar a la capacidad de adaptación. Así pues, la DM2 no aparece de un modo repentino, sino que hay una evolución lenta e insidiosa que conduce a la enfermedad.

Lo más común es que la DM2 se desarrolle en personas con obesidad, pero también hay personas delgadas que la sufren. En estos casos, la enfermedad se atribuye principalmente a un daño en las células beta.

En los años anteriores a la aparición de la DM2 y dentro de la historia natural de la enfermedad, aparece lo que se denomina prediabetes. Este término hace referencia a dos entidades: i) la glucemia basal alterada y ii) la intolerancia a la glucosa. Según la OMS, el primer caso se produce cuando la glucemia en ayunas está entre 110 y 125 mg/dl o cuando la hemoglobina glicosilada (HbA1c) se encuentra entre el 5,7 y el 6,4 %. La hemoglobina glicosilada mide el valor medio de la glucosa sanguínea durante los tres meses anteriores al momento de la realización de la prueba. La intolerancia a la glucosa ocurre cuando, tras dos horas de consumir 75 gramos de glucosa en ayunas, las cifras de glucemia están entre 140 y 200 mg/dl. Una persona puede presentar ambas alteraciones y por tanto estará más cerca de desarrollar DM2. De hecho, se estima que el 70 % de los pacientes que padecen una prediabetes persistente acabarán sufriendo DM2. Los cambios en el estilo de vida pueden prevenir o retrasar la aparición de este tipo de diabetes e incluso revertir la situación de prediabetes.

2. 1. El riesgo genético de la DM2

La importancia de los factores genéticos en el desarrollo de la DM2 se conoce hace tiempo y se han confirmado en múltiples estudios epidemiológicos. El 40 % de los pacientes con DM2 tienen al menos un progenitor con la enfermedad. Si los dos progenitores sufren DM2 este número sube al 70 %. En gemelos, el valor es de entre el 70 y el 90 %. Finalmente, tener un pariente, en primer grado, con DM2 aumenta diez veces el riesgo de padecer la enfermedad con respecto a la población normal [13].

La DM2 es una enfermedad poligénica compleja, en la que se han encontrado numerosos cambios en muchos genes. En estudios en los que se van buscando variaciones genéticas a lo largo de todo el genoma humano, llamados estudios de asociación del genoma completo (GWAS, por sus siglas en inglés), se han identificado más de setecientas variaciones diferentes que se han asociado con un riesgo fuerte de padecer DM2. Hay variantes que tienen más peso que otras y poseer más de una genera un efecto acumulativo que incrementa el riesgo. La situación es tan complicada que se elaboran puntuaciones de riesgo genético que nos ayudan a predecir la probabilidad de padecer DM2.

La mayoría de las variaciones genéticas se han relacionado con la cantidad o la función de las células beta (masa de células beta, síntesis de insulina y acoplamiento estímulo-secreción). También hay otras variantes asociadas a la obesidad y la sensibilidad a la insulina.

A pesar de que se han descrito una gran cantidad de variaciones genéticas relacionadas con la DM2, entre todas ellas no son capaces de explicar una parte importante de su herencia. Es lo que se llama la herencia perdida. Para explicar esto se han presentado tres hipótesis. En primer lugar, los estudios sobre la herencia de la DM2 son recientes y solo sabemos lo que ocurre en las últimas tres generaciones, desconociendo lo que ha pasado anteriormente. En segundo lugar, el medioambiente puede modificar la expresión de los genes y en última instancia las características de una persona o de una enfermedad, sin cambiar la secuencia de los genes. Esto se conoce como epigenética. En la sangre y en los islotes pancreáticos de pacientes con DM2 se han encontrado modificaciones epigenéticas que se han asociado con una peor secreción de insulina. También se ha visto cómo los patrones alimentarios producen alteraciones epigenéticas implicadas en la función de las células beta y la sensibilidad a la insulina. Se ha propuesto que las modificaciones epigenéticas pueden servir como biomarcadores de la DM2 [14]. Finalmente están las interacciones gen-medioambiente. Se sabe que nuestra arquitectura genética determina la respuesta individual al medioambiente. Esto puede explicar el aumento en la incidencia de DM2 en las últimas décadas, donde los cambios medioambientales tan grandes en nuestras sociedades han actuado sobre individuos susceptibles [15].

2. 2. La importancia de los factores medioambientales en los primeros momentos de la vida

Lo que ocurre durante el desarrollo intrauterino y en los primeros momentos de nuestra vida (lactancia e infancia temprana) puede afectar al desarrollo de enfermedades metabólicas en la edad adulta.

En el caso de la DM2 se han encontrado múltiples condicionantes tempranos que favorecen en la edad adulta la aparición de una menor masa y disfunción de las células beta, así como una mayor resistencia a la insulina. Los factores más importantes identificados durante el embarazo son la malnutrición, el déficit proteico, la exposición al contaminante bisfenol A, las dietas ricas en grasas, el consumo de alcohol, el exceso de peso, la diabetes gestacional y el retardo del crecimiento intrauterino con un posterior crecimiento rápido. Tras el nacimiento se incluye tener una alimentación inadecuada en los primeros momentos de la infancia, tanto por defecto como por exceso o por un desbalance de nutrientes, la ausencia de lactancia materna, el estrés crónico temprano y el sedentarismo.

Todos estos factores pueden actuar mediante modificaciones epigenéticas o directamente sobre las células beta y otros tejidos metabólicos (hígado y tejido graso) [16].

2. 3. La resistencia a la insulina es clave en la aparición de la DM2

Como ya se ha comentado, la resistencia a la insulina es una situación en la que las células de nuestro cuerpo tienen una respuesta menor a la insulina.

La resistencia a la insulina interviene en el desarrollo y la progresión de enfermedades con un componente metabólico como la DM2, enfermedades cardiovasculares y cerebrovasculares, la enfermedad de hígado graso asociada a una disfunción metabólica, el síndrome de ovario poliquístico, ciertos tumores, la enfermedad de Alzheimer y la enfermedad renal crónica.

En las causas de la resistencia a la insulina participan, de nuevo, factores genéticos y medioambientales.

2. 3. 1. Los factores genéticos que participan en la resistencia a la insulina

Los factores genéticos no son del todo conocidos y pueden ser variados. Entre ellos destacan defectos genéticos relacionados con: i) la estructura de la insulina; ii) el receptor de insulina (número y estructura); iii) la ruta de señalización de la insulina; iv) la síntesis del transportador de glucosa GLUT-4; v) las rutas de señalización del metabolismo de la glucosa y los lípidos, y vi) mutaciones en genes relacionados con la formación del tejido adiposo.

2. 3. 2. El medioambiente y la resistencia a la insulina

Entre los factores medioambientales tenemos la obesidad, la alteración de la microbiota intestinal (disbiosis), el estilo de vida (dieta, ejercicio y sueño), la edad, los contaminantes medioambientales y ciertos fármacos [17]. Si nos fijamos, todos son modificables excepto la edad.

La obesidad, sobre todo abdominal, y el aumento de la cintura abdominal están directamente relacionados con su aparición. Además, un incremento del peso corporal de entre un 30 y un 40 % sobre el peso ideal disminuye la sensibilidad a la insulina en el mismo porcentaje. Las personas obesas tienen una inflamación crónica de bajo grado, con liberación de mediadores inflamatorios que generan resistencia a la insulina en el hígado, el músculo y el tejido adiposo. Esto lo hacen interfiriendo la ruta de señalización de la insulina [17]. Finalmente, una pérdida de peso del 10 % mejora la sensibilidad a la insulina.

La dieta también es importante. Una alimentación hipercalórica, rica en grasas saturadas, azúcares y carbohidratos refinados y pobre en proteínas, fibra, alimentos con compuestos antioxidantes y vitamina D favorece la resistencia a la insulina. Por otro lado, una dieta inadecuada genera disbiosis, que también contribuye a la aparición de la resistencia a la insulina.

El ejercicio mejora la sensibilidad a la insulina. Esto lo hace a varios niveles: i) directamente sobre el músculo; ii) regulando el peso corporal y reduciendo la acumulación de grasa visceral e intramuscular; iii) ayudando al control de la glucemia, y iv) mejorando la función mitocondrial. Es importante considerar el tipo de ejercicio, su duración e intensidad. Tanto los ejercicios de resistencia como con carga son efectivos.

También en los últimos años se ha visto que un sueño insuficiente y de mala calidad puede aumentar la resistencia a la insulina.

El aumento de la edad es un factor importante en la resistencia a la insulina. A medida que envejecemos suele aumentar nuestra adiposidad central, visceral y muscular y disminuir nuestra masa muscular y ósea. Otros factores que aparecen con la edad y que ayudan a la aparición de la resistencia a la insulina son el mayor estrés oxidativo y la disfunción mitocondrial [17].

El papel de los contaminantes medioambientales cada vez es más evidente. Entre ellos destacan el bisfenol A, los ftalatos y algunos pesticidas y metales pesados. A estos contaminantes se los conocen como disruptores endocrinos, ya que pueden mimetizar o bloquear la acción de las hormonas del sistema endocrino [18].

Finalmente, existen fármacos como los corticoides y los inmunosupresores que inducen resistencia a la insulina.

Así pues, la resistencia a la insulina se produce por una relación entre factores genéticos y medioambientales. Se desarrolla fundamentalmente sobre los principales tejidos diana de la insulina, que son el tejido adiposo, el músculo y el hígado, y causa unas alteraciones metabólicas profundas que conducen a la DM2.

A continuación, la pregunta que nos tendríamos que hacer es cómo se llega a la resistencia a la insulina. El escenario es el siguiente: un ambiente obesogénico (dietas occidentales hipercalóricas y ricas en azúcares y grasas saturadas, junto con el sedentarismo) hace que el tejido adiposo, en algún momento, sea incapaz de almacenar las grasas de un modo adecuado. El tejido graso aumenta de tamaño para poder almacenar más grasa (hipertrofia), incrementa el número de células grasas (hiperplasia) y se inflama. Cuando el tejido adiposo ya no puede almacenar más grasa esta se escapa del mismo y se almacena en los tejidos metabólicos (músculo, hígado y páncreas) afectando su función. Además, la inflamación del tejido adiposo hace que este libere moléculas inflamatorias que también dañan estos tejidos. Al final, tenemos tejidos metabólicos con un exceso de grasa, inflamados y con daño en su función celular. Todo esto conduce a una resistencia a la insulina en esos tejidos. Recientemente se ha descubierto que la resistencia a la insulina puede ser predominante en uno de los tres tejidos mencionados frente a otros, según el tipo de paciente. Por otro lado, la resistencia a la insulina hace que las células beta liberen más insulina para compensar la pérdida de la acción de la insulina. La hiperinsulinemia que se genera conduce, a su vez, a una mayor resistencia a la insulina. Entrando de este modo en un círculo vicioso. Los mecanismos intracelulares por los que estos acontecimientos conducen a la resistencia a la insulina son diversos y complejos [17].

2. 4. El daño en la célula beta como segundo gran factor desencadenante de la DM2

Como ya hemos indicado, para que haya DM2 se necesita tener resistencia a la insulina y un defecto en la función de las células beta, lo cual va seguido de una pérdida de su masa. Un problema que todavía hoy plantea dudas es el siguiente: ¿cómo y por qué fallan las células beta a lo largo de la progresión de la DM2? También es necesario definir qué se considera un fallo en la función de las células beta. Podría ser una secreción de insulina inadecuada (por exceso o defecto), en situaciones de ayuno o alimentación, en respuesta a diferentes nutrientes.

Los problemas con las células beta pueden ser una consecuencia de modificaciones genéticas y epigenéticas, junto con factores medioambientales, que suelen actuar en los periodos prenatales y posnatales afectando a estas células. Las alteraciones dan la cara cuando se pone en marcha la cadena de acontecimientos que conducen a la DM2.

Hay varios mecanismos patogénicos que se han implicado en el fallo de las células beta. Estos son: i) problemas en su diferenciación y desarrollo; ii) alteraciones en la síntesis y almacenamiento de la insulina; iii) mal funcionamiento del acoplamiento estímulo-secreción; iv) disminución de su viabilidad y masa celular; v) una menor capacidad de regeneración; vi) pérdida de la identidad de las células beta (desdiferenciación), y vii) alteraciones en otras células de los islotes que mandan señales a las células beta alterando su comportamiento. El fallo en el funcionamiento de las células beta y la disminución en su número es progresivo.

De hecho, en situaciones de prediabetes ya se observa una pérdida de su función y de la cantidad en aproximadamente el 40 % de las células beta. A la hora del diagnóstico de la enfermedad hay una disminución superior al 60 %. Aunque esto es variable entre individuos, lo cual contribuye a explicar la heterogeneidad de la enfermedad en términos de su progresión y la aparición de las complicaciones. La reducción de la masa de células beta es una mezcla entre la muerte de estas y de procesos de pérdida de su identidad celular (desdiferenciación), esto es, las células pierden sus funciones especializadas [19, 20].

Se sabe que existen variantes genéticas asociadas a las células beta que aumentan el riesgo de padecer DM2. Afectan a genes que tienen que ver con los procesos de su desarrollo, la síntesis de insulina, el acoplamiento estímulo-secreción o la regulación paracrina. También sobre genes que actúan a varios de esos niveles a la vez.

El exceso continuo de azúcares simples y grasas saturadas también participa en la disfunción de las células beta, las cuales tienen que metabolizar esa elevada carga de nutrientes. Esto produce un estrés oxidativo en las células beta y un fallo en la función de sus mitocondrias (las centrales energéticas de las células). El estrés oxidativo tiene lugar cuando en el interior de nuestras células se producen compuestos con capacidad oxidante, que producen daño y muerte celular. Estas alteraciones dañan las células beta, afectando el acoplamiento estímulo-secreción e incluso induciendo su muerte programada (apoptosis). Además, la incorrecta metabolización de azúcares y grasas produce metabolitos secundarios que son tóxicos para las células beta y que modifican la expresión de genes que regulan la identidad de las propias células, las cuales acaban desdiferenciándose. Todos estos efectos tóxicos de la sobrecarga de nutrientes para las células beta se conocen con el nombre de glucolipotoxicidad. Una dieta hipercalórica también produce una alteración de la microbiota, lo que disminuye la proliferación de las células beta y la síntesis de insulina.

Por otro lado, se ha demostrado que los disruptores endocrinos también afectan a la función de las células beta, actuando sobre la síntesis de insulina y en varios pasos del acoplamiento estímulo-secreción [18].

Otro mecanismo vinculado con el daño de las células beta es el depósito de una sustancia llamada amiloide. El amiloide se forma por la agregación de las moléculas de amilina que la célula beta cosecreta con la insulina. El amiloide es tóxico para las células beta, lo que genera una disfunción y apoptosis. La resistencia a la insulina produce una mayor síntesis de insulina y de amilina, lo cual favorece la formación de depósitos de amiloide.

También hay que añadir el daño inflamatorio que sufren los islotes pancreáticos y que afectan a las células beta, como consecuencia de la inflamación crónica de bajo grado que presentan las personas obesas.

Ya sabemos que las otras células que forman parte de los islotes pancreáticos tienen un efecto paracrino que ayuda a regular la liberación de insulina. Se piensa que en la DM2 también hay una disfunción de las células alfa. Además, se ha visto que la arquitectura celular de los islotes pancreáticos de las personas con DM2 es diferente.

Por lo tanto, en la DM2, las células beta de personas con una susceptibilidad genética sufren una serie de presiones tóxicas como inflamación, estrés metabólico y oxidativo y depósitos de amiloide que conducen a su desdiferenciación, la pérdida de su función y posterior apoptosis.

Como hemos dicho, en la mayoría de las ocasiones, en los años previos al diagnóstico de la enfermedad hay una resistencia a la insulina, a la que sigue una hipersecreción compensatoria de las células beta o un aumento de la masa de células beta. Posteriormente, hay una caída de la secreción de insulina originada por un fallo en las células beta y una pérdida de la masa celular. Esta pérdida de función de las células beta, junto con la resistencia a la insulina, produce una hiperglucemia. Toda esta evolución dura años y en ocasiones hasta más de una década (Figura 4). No obstante, hay otros autores que señalan que lo que primero ocurre es un exceso en la estimulación de las células beta por el estilo de vida que conduce a una hiperinsulinemia. El superávit de insulina produce obesidad y resistencia a la insulina, la cual obliga a las células beta a liberar más insulina y finalmente se produce su fallo y muerte por agotamiento, apareciendo la DM2 [21]. Podríamos pensar que estos dos modelos son excluyentes, pero puede ocurrir que no fuera así. Es importante considerar que las causas de la diabetes y el orden en el que ocurren las alteraciones fisiopatológicas pudieran ser diferentes entre los pacientes. De hecho, como ya se comentó en el capítulo anterior, existen diferentes subtipos de DM2.

Finalmente, la DM2 en general aparece en personas adultas, en torno a la quinta década de la vida. Sin embargo, se dan casos de DM2 en personas más jóvenes (en torno a los treinta o cuarenta años). En este tipo de pacientes se observa una disfunción de las células beta que progresa más rápido y que sigue un curso más agresivo.

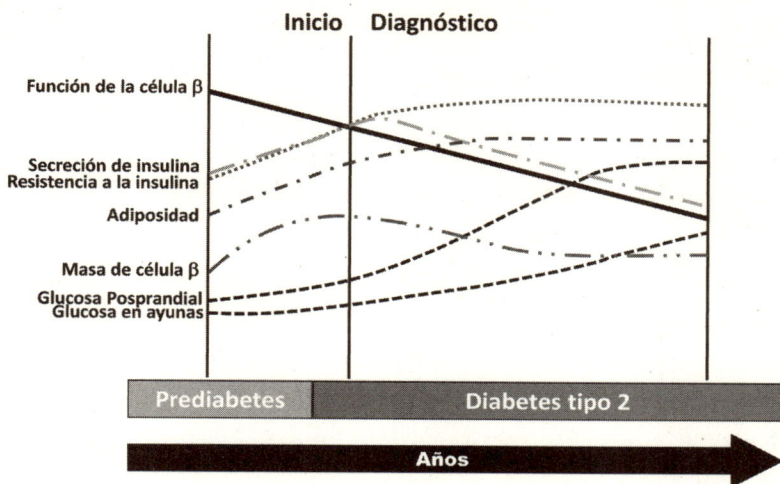

Figura 4. Evolución de la diabetes tipo 2.

Como hemos podido observar, la complejidad de las dos formas principales de diabetes es enorme. Entender mejor los mecanismos que producen la enfermedad supone un gran reto. Una forma de superarlo es avanzar en el conocimiento y en la integración de lo que se sabe a nivel básico, genético, epidemiológico y clínico. El camino será arduo, pero es indispensable para clasificar, diagnosticar y tratar mejor a los pacientes. Además, es fundamental para avanzar en la prevención de la enfermedad. El mejor camino para luchar contra ella.

5

LA PREVENCIÓN Y LA REVERSIÓN
DE LA DIABETES

Ya hemos señalado que la diabetes es una enfermedad crónica, de alta prevalencia y que supone un gasto sanitario y un coste social y humano elevado. Además, su incidencia sigue creciendo de un modo imparable. Por otro lado, la diabetes es una de las principales causas de problemas cardiovasculares, renales, de visión y de daño en el sistema nervioso, lo que conlleva una reducción de las expectativas de vida. Por todas estas razones es uno de los problemas de salud pública más relevantes a los que se enfrenta nuestra sociedad actual.

Así pues, la prevención de la enfermedad supondría un impacto positivo en la salud de la población. Además, habría una mejoría en la calidad de vida de las personas, un menor estrés en los sistemas de salud y una reducción en el gasto sanitario.

La importancia de la prevención de la diabetes es algo que nadie cuestiona y a esto se dedican grandes esfuerzos, tanto a nivel de políticas de salud pública como desde las asociaciones de pacientes y los profesionales de la salud. Todo ello acompañado de una intensa actividad investigadora.

Hace aproximadamente veinte años, un estudio de prevención de la diabetes de Finlandia demostró que, con una serie de medidas sobre el estilo de vida, la incidencia de la DM2 se podía reducir en una población de riesgo [1]. Desde entonces se ha avanzado mucho, pero, a pesar de todo, la prevención de la DM2 sigue suponiendo un reto formidable que todavía estamos lejos de alcanzar.

En el caso de la DM1, el desarrollo de estrategias de prevención es más complejo porque no se conocen del todo los mecanismos de la enfermedad, tiene una historia natural larga y silenciosa y cuando la enfermedad da la cara, desde un punto de vista clínico, la destrucción autoinmune de las células beta ya ha alcanzado niveles de entre el 70 y el 80 %. No obstante, la investigación en este terreno va avanzando a paso firme.

Uno de los recuerdos de mi infancia era que de vez en cuando escuchaba a mis padres hablar de un amigo suyo de Suiza que se había curado de su diabetes haciendo senderismo por las montañas del país alpino. Por aquel entonces, yo no conocía la existencia de diferentes tipos de diabetes, pero lo que oía en mi casa me llamaba mucho la atención, ya que mi padre padecía DM1 y yo no entendía por qué no se curaba también.

Hasta hace unos años, la diabetes se consideraba irreversible, algo que todavía sigue siendo así para la DM1. En cambio, para la DM2 la idea está empezando a cambiar. Esto se debe a que hace unos diez años comenzó, en el Reino Unido, un ensayo clínico denominado «Ensayo clínico de remisión de la diabetes» (en inglés, «DiRECT»), que empezó a aportar evidencia sobre la posibilidad de remisión de la DM2 [2].

En este capítulo trataremos sobre las investigaciones en curso para prevenir la DM1, los aspectos más relevantes de la prevención de la DM2 y abordaremos la cuestión de si es posible revertir la DM2.

1. El camino hacia la prevención de la diabetes tipo 1

Ya conocemos que la DM1 es una enfermedad autoinmune en la que hay una destrucción de las células beta y que se produce por una combinación de susceptibilidad genética y factores medioambientales.

Hemos comentado que la DM1 tiene una historia natural larga y silenciosa y que se divide en fases que van desde el estadio cero hasta el tres. La duración de cada una de sus fases y el riesgo y las razones de la progresión entre los diferentes estadios no se conocen bien. Además, es desigual entre los pacientes.

Las investigaciones para diseñar estrategias de prevención de la DM1 comenzaron hace un poco más de dos décadas. En ellas, el avance en el conocimiento de la historia natural de la enfermedad está siendo muy importante para el desarrollo de posibles estrategias de prevención, ya que el camino no es único, sino que se están estudiando distintas aproximaciones para los diferentes estadios de la enfermedad. Según sobre qué fase se esté abordando la estrategia de prevención, estaremos hablando de prevención primaria, secundaria o terciaria [3]. Así pues, el desarrollo de las estrategias de prevención pasa por enlentecer o detener la historia natural de la enfermedad (Figura 1).

1. 1. La prevención primaria: identificando a la población de riesgo

La prevención primaria es la que tiene lugar en el estadio 0 de la enfermedad, cuando todavía no ha comenzado el ataque autoinmune y tenemos a personas con una susceptibilidad genética y que pueden estar en contacto con factores medioambientales que contribuyen al comienzo del ataque autoinmune (Figura 1).

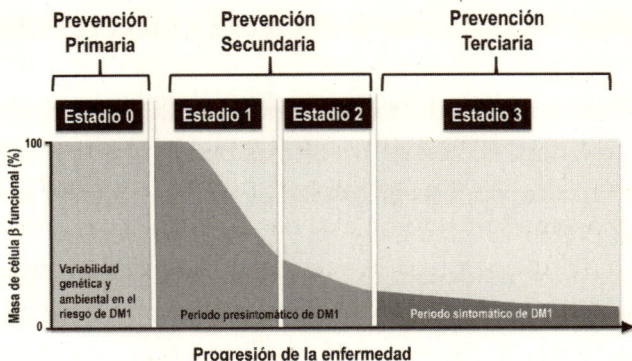

Figura 1. Estrategias de prevención de la diabetes tipo 1.

En esta fase lo más importante es identificar a los individuos que están en riesgo de padecer DM1, con la idea de poder hacerles seguimiento y prevenir el ataque autoinmune. Por lo tanto, la prevención primaria debería empezar en etapas tempranas de la vida y cuanto antes mejor [4].

Otra parte en la que continúa avanzando la investigación es en la evaluación del potencial predictivo de los factores asociados con la destrucción inmunológica de las células beta. Estos factores ya se han explicado, pero dado que la enfermedad tiene un carácter multifactorial es necesario considerarlos en su conjunto y saber que cuando se presentan combinados el riesgo de padecer DM1 se multiplica. En este sentido se intenta cuantificar el riesgo genético, estableciendo puntuaciones, así como calcular el peso de los factores medioambientales.

Una cuestión esencial es quién debería ser la población diana sobre la que habría que ejecutar la prevención primaria. ¿Debería ser toda la población al nacer o solo las personas que tengan familiares portadores de genes de riesgo? Lo ideal sería lo primero y que este procedimiento de despistaje formara parte de los protocolos habituales de control de la salud en recién nacidos y durante la primera infancia. Esto tendría tres posibles beneficios: i) identificar a los niños con riesgos y que formarán parte de ensayos clínicos de prevención; ii) seguir la historia natural de la enfermedad para disminuir las apariciones de cetoacidosis en el momento del diagnóstico de la enfermedad, y iii) ofrecer apoyo psicológico, emocional y social a los pacientes y sus familias en el momento del diagnóstico. La cetoacidosis es una complicación metabólica grave de la enfermedad que cursa con elevada hiperglucemia, niveles altos en sangre de cuerpos cetónicos (hipercetonemia) y acidosis metabólica. Si no se trata pronto, puede progresar hacia un coma y la posible muerte del paciente. Se ha visto que la identificación de la DM1 en un estadio preclínico reduce la presencia de cetoacidosis en un 90 % de los casos [5]. Hoy en día, llevar a cabo esta aproximación de una forma fiable y con una buena relación del coste del procedimiento frente al posible beneficio clínico es un reto.

Una opción podría ser la realización, al nacer, de pruebas para identificar los niños con HLA de riesgo o protectoras. Con las herramientas que hay para el cálculo de las puntuaciones de riesgo genético se puede estratificar hasta el 80 % de los niños con posibilidad de desarrollar DM1.

Hasta ahora la mayoría de los ensayos de prevención primaria se hacen en individuos que portan genotipos de riesgo. Por regla general, estos ensayos incluyen intervenciones dietéticas de bajo riesgo o la administración oral de insulina, a lo largo del primer año de vida, y posteriormente un seguimiento entre dos y diez años para testar si aparece la DM1 o se desarrollan autoanticuerpos.

Destacan los ensayos en los que se evita la leche de vaca y se sustituye por diferentes fórmulas infantiles hidrolizadas o los que retrasan la introducción del gluten en la dieta. Además, están los ensayos en los que se suplementa la dieta con ácidos grasos

omega-3 o vitaminas [3]. Todos estos ensayos con factores dietéticos específicos no han conseguido retrasar o hacer desaparecer
la presencia de autoanticuerpos o de la DM1 de un modo claro, y
sus resultados son contradictorios.

Dado que la microbiota tiene un papel importante en la autoinmunidad frente a los islotes pancreáticos, se ha puesto en marcha un ensayo clínico en el que se administra, a partir del primer
mes de vida y durante un año, el probiótico *Bifidobacterium lon-
gum*. Los niños que participen en el ensayo deben mantenerse
con lactancia materna el máximo tiempo posible.

Por último, dado que las infecciones víricas tienen un papel
en el desarrollo de la DM1, también se está explorando el efecto
de la administración de vacunas frente algunas infecciones víricas
relacionadas con la aparición de la DM1.

1. 2. La prevención secundaria: reconocer el ataque autoinmune y luchar contra él

En esta etapa, la idea es actuar sobre los estadios 1 y 2 de la DM1
(Figura 1), cuando el ataque autoinmune ya se ha establecido,
con el propósito de contener, limitar o detener el proceso autoinmune y alargar estas fases. La idea es retrasar o parar la aparición
de la fase clínica de la enfermedad. Es importante recordar que,
en este periodo, la cantidad de células beta que funcionan es suficiente para controlar la glucemia, sin necesidad de administrar
insulina, aunque en la fase 2 podrían detectarse algunas dificultades en la regulación de la glucemia tras la administración de glucosa.

La búsqueda de biomarcadores sanguíneos que sean capaces
de evaluar el curso del ataque autoinmune y la disfunción o
muerte de las células beta es primordial en la prevención secun-

daria de la DM1. En este sentido, la presencia de autoanticuerpos frente a las células beta está considerada un buen marcador para predecir la progresión de la DM1. Ya sabemos que existen autoanticuerpos, que aparecen a diferentes edades, pero raramente lo hacen antes de los seis meses de vida. La presencia temprana de los autoanticuerpos, la positividad frente a dos o más autoanticuerpos y los niveles de anticuerpos encontrados en el suero aumentan fuertemente el riesgo de desarrollar la enfermedad. Ser positivos para dos o más autoanticuerpos, en torno a los dos años, supone un riesgo del 84 % de tener DM1 antes de los dieciocho [8]. No obstante, hay que señalar que, aunque la presencia de los autoanticuerpos es importante para estratificar el riesgo de padecer DM1, su presencia no indica que se vaya a desarrollar la enfermedad. De hecho, estudios realizados hace una década comprobaron que un 60 % de los niños positivos para un único autoanticuerpo se negativizaron para este y no progresaron hacia una DM1 [3]. El avance de las técnicas de detección de varios autoanticuerpos con muy poca cantidad de sangre (una gota) hace viable realizar cribados de un modo fiable. El ensayo TrialNet para la prevención de la DM1 realizó un cribado de más de doscientas mil personas familiares de niños con DM1 y resolvió que un 3,8 % de esa población era positiva para un solo autoanticuerpo y otro 3 % lo era para varios anticuerpos. Los niveles de positividad en la población general son diez veces menores [5].

Además de los biomarcadores se ha propuesto que la monitorización continua de glucosa (MCG) parece tener un papel a la hora de predecir el desarrollo de la DM1 en personas con autoanticuerpos. Niños con autoanticuerpos positivos, que tuvieron valores de glucemia mayores a 140 mg/dl, durante un tiempo superior al 18 % sobre el tiempo habitual, tuvieron un riesgo mayor de progresar a una diabetes clínica [6].

Los caminos en la prevención secundaria son estos: i) la inducción de tolerancia inmunológica frente a los autoantígenos y ii) bloquear el ataque autoinmune mediante la administración de anticuerpos frente a dianas, como los linfocitos T y B.

En el primer caso, el proceso es similar a las vacunas. Ya se han hecho numerosos ensayos en los que se les ha administrado a niños con autoanticuerpos positivos insulina (por vía parenteral, oral o nasal) o GAD65. Las dosis de insulina o GAD65, la frecuencia de administración y el tiempo variaron según los estudios. Posteriormente, se hizo seguimiento a los niños durante periodos que variaban entre tres y diez años. Todos estos ensayos clínicos demostraron que la administración de insulina o GAD65 por estas vías era segura y que en algunos casos se producían cambios en la respuesta inmunológica frente a la insulina o GAD65, pero ninguno de ellos consiguió retrasar o detener el proceso autoinmune [3].

El segundo camino es más prometedor. Consiste en utilizar anticuerpos monoclonales frente a los linfocitos T y B o moléculas que actúan sobre el ataque autoinmune. Un anticuerpo monoclonal es uno creado en un laboratorio y que resulta específico frente a un antígeno concreto. Hasta ahora se han realizado siete ensayos clínicos usando diferentes anticuerpos monoclonales que han conseguido pausar el ataque autoinmune y preservar a las células beta, retrasando el inicio de la DM1.

De todas estas intervenciones, la más prometedora es la que usa el anticuerpo anti-CD3, conocido como teplizumab. Este anticuerpo actúa de dos formas: i) controlando los linfocitos T CD8+, que matan a las células beta y ii) expandiendo los linfocitos T reguladores que inducen la inmunomodulación. El teplizumab se ha probado en personas, en fase 2 de la historia natural de la DM1, y ha conseguido retrasar la aparición de la enfermedad hasta tres años de media, llegando incluso a más de seis años en algunas personas. Además, el teplizumab es capaz de reducir el riesgo de progresión hacia la fase 3 en casi un 60 % de las personas [7]. La terapia consiste en infusiones intravenosas diarias del anticuerpo durante doce a catorce días. El producto fue aprobado por la Administración de Alimentos y Medicamentos de Estados Unidos (FDA, por sus siglas en inglés) en 2022 y está siendo analizado por la Agencia Europea del Medicamento (EMA, por sus siglas en inglés). Hasta ahora es el primer medicamento aprobado que retrasa la aparición de la DM1.

Otra molécula importante es el abatacept. Es una proteína artificial diseñada en un laboratorio que bloquea la activación de los linfocitos T. Esta molécula fue aprobada para el tratamiento de la artritis reumatoide. El abatacept se ha usado en personas en fase 1 de la enfermedad. El fármaco se administraba en una infusión intravenosa una vez al mes durante un año. El abatacept no retrasó la progresión de la enfermedad hacia la fase 2, pero impactó sobre la población de linfocitos T y preservó la secreción de insulina, sugiriendo que podría modificar la progresión hacia la DM1 [8].

Otras aproximaciones incluyen: i) la globulina antimocítica (ATG, por sus siglas en inglés) frente a los linfocitos T; ii) la anti-interleucina 21 junto con un fármaco agonista del GLP-1 (liraglutida) frente a los linfocitos T y B; iii) el anticuerpo monoclonal anti-CD20, llamado rituximab frente a los linfocitos B, y iv) el anticuerpo monoclonal frente al factor de necrosis tumoral (golimumab) [9]. Al igual que pasaba con el abatacept, algunas de estas moléculas ya han sido aprobadas para el tratamiento de otras enfermedades autoinmunes.

1. 3. La prevención terciaria: preservar la masa de células beta que ha resistido y retrasar la aparición de las complicaciones

En la fase 3 de la DM1, cuando la enfermedad ya está instaurada, el objetivo es preservar la reserva de células beta que quedan y prolongar la fase de remisión parcial de la DM1 que aparece justo después del diagnóstico e iniciado el tratamiento. Con esto se consigue reducir las necesidades de insulina y retrasar la aparición de las complicaciones. Aquí es importante señalar que aproximadamente un 50 % de los pacientes no presentan esta fase de remisión. Estos pacientes tienen una DM1 de peor pronóstico. Es por lo tanto importante identificar por qué ocurre esto y qué pacientes se van a encontrar en este grupo [3, 9].

A lo largo de las últimas dos décadas se han realizado más de veinte ensayos clínicos para actuar sobre el estadio 3 de la DM1. Muchos de ellos usan las mismas moléculas que en los ensayos de prevención secundaria, solo que al aplicarse en la enfermedad recién diagnosticada se consideran ensayos de prevención terciaria. Así pues, se han probado teplizumab, abatacept y ATG aislada o junto con otras moléculas [3, 9].

Por otro lado, se han utilizado fármacos inmunosupresores, como la azatioprina, la ciclosporina A y los glucocorticoides, lo que pasa es que estos fármacos pueden dañar las células beta [3, 9].

También se han llevado a cabo ensayos clínicos para fortalecer los linfocitos T reguladores, que modulan la tolerancia inmunológica. La deficiencia o el mal funcionamiento de los linfocitos reguladores se encuentra presente en muchas enfermedades de base autoinmune e inflamatoria. En este sentido, se han realizado infusiones de linfocitos T reguladores, de los propios pacientes (autólogas), que han sido expandidos en un laboratorio. También se ha probado con la citoquina interleucina 2 (aldesleucina) en bajas dosis. Esta interleucina es necesaria para el mantenimiento y funcionamiento de los linfocitos T reguladores [3, 9].

Finalmente, se están empezando a emplear fármacos que se usan tradicionalmente para el tratamiento de la DM2. Entre ellos destacan la sitagliptina y la metformina. La primera aumenta la secreción de insulina y la segunda disminuye la resistencia a la insulina. Con esto se pretende mejorar la función y supervivencia de las células beta, en un ambiente de falta de células beta y de ataque autoinmune frente a ellas.

La importancia de avanzar en la puesta a punto de estrategias de prevención de la DM1 es evidente, incluso aunque no se consiga frenar la aparición de la enfermedad. El mero hecho de retrasar la pérdida de células beta, aunque eventualmente se necesite insulina, tiene múltiples beneficios: i) extender el tiempo de vida libre del riguroso control glucémico y dietético; ii) retrasar la administración de insulina o necesitar menos dosis de insulina y así reducir el riesgo concomitante de hipoglucemias que conlleva, y iii) atrasar la posible aparición de las complicaciones de la diabetes y sus consecuencias.

Llevando a cabo una combinación de los sistemas de puntuación de riesgo genético, junto con la historia familiar y la realización repetida de pruebas de autoanticuerpos, se podría identificar a la mayoría de los niños que se encuentran en las fases preclínicas (estadios 0, 1 y 2) de la DM1. Un ejemplo podría ser el cribado de HLA a todos los niños al nacer y el posterior seguimiento con estudios de autoanticuerpos a todos aquellos que tuvieran HLA de riesgo. Se podría hacer un estudio de autoanticuerpos en todos estos niños a las edades de entre tres y cinco años y después entre once y trece años. En aquellos niños que se identifique una DM1 preclínica se pondrían en marcha protocolos de intervención inmunológica, dentro del marco de las estrategias de prevención secundaria. El uso de agentes inmunobiológicos para retrasar el ataque autoinmune son prometedores. Una opción sería usar estos agentes en combinación con otros fármacos que mejoren la función de las células beta, como los que se emplean en ensayos para la prevención terciaria de la DM1.

2. La diabetes tipo 2 se puede prevenir

La necesidad de desarrollar estrategias para prevenir la DM2 está fuera de toda discusión. Incluso a la pregunta de por qué es importante prevenir la DM2, la respuesta es directa: la DM2 es una enfermedad crónica de alta prevalencia y crecimiento continuo que produce complicaciones importantes y que limita la calidad y reduce la esperanza de vida. Finalmente, por si fuera poco, es una enfermedad cuya historia natural es larga y que antes pasa por un estado de prediabetes que en la mayoría de los casos es el camino hacia la DM2.

2.1. Consideraciones para prevenir la diabetes tipo 2

Una vez presentada la relevancia de la prevención, la cuestión es cómo conseguirla. En general, para prevenir una enfermedad, y especialmente si es crónica, hay que cumplir una serie de requisitos: i) conocer los factores de riesgo y la historia natural de la enfermedad; ii) llegar a un acuerdo sobre los criterios diagnósticos; iii) disponer de métodos de cribado aceptables y que se puedan llevar a cabo para identificar a las personas que están en riesgo de padecer la enfermedad; iv) diseñar métodos de intervención para modificar los factores de riesgo que sean eficaces, rentables y que puedan implementarse en la población; v) poner en marcha ensayos clínicos controlados y aleatorizados que puedan demostrar y medir el funcionamiento de las intervenciones. En este tipo de ensayos hay un grupo de control y otro sobre el que se realiza la intervención; la asignación de pacientes en cada grupo se hace al azar, y vi) ser capaces de implementar, en la vida real, las intervenciones que funcionan a nivel poblacional y poder desarrollar políticas de salud pública de prevención.

Los puntos primero y segundo están claros. Se conocen los factores de riesgo, que se clasifican en no modificables y modificables. No podemos cambiar nuestra edad, raza o etnia, antecedentes familiares de primer grado de DM2, antecedentes de diabetes gestacional o si padecemos síndrome de ovario poliquístico. En cambio, sí podemos intentar controlar nuestro peso corporal, evitar el sedentarismo, dejar el tabaco, seguir una alimentación saludable, disminuir el estrés crónico, mejorar los patrones de sueño y reducir la contaminación medioambiental. Por otro lado, existen unos criterios diagnósticos de prediabetes y diabetes establecidos.

En cuanto a los métodos de cribado, la Asociación Americana de Diabetes (ADA, por sus siglas en inglés) propone que se busque si los pacientes tienen los siguientes factores de riesgo: i) sobrepeso y obesidad; ii) falta de actividad física; iii) alimentación poco saludable; iv) tener más de cuarenta y cinco años; v) historia familiar de DM2 o diabetes gestacional, y vi) padecer síndrome de ovario poliquístico. Como ya hemos comentado, existen varias páginas web que incluyen calculadoras que introduciendo una serie de datos personales miden el riesgo de tener DM2 en los próximos años. Si el riesgo es elevado, habría que comprobar la posibilidad de padecer prediabetes mediante: i) una medición de glucemia en ayunas con valores entre los 110 y los 125 mg/dl; ii) un test de hemoglobina glicosilada (HbA1c) con valores de entre el 5,7 y el 6,4 %, y iii) una medición de glucosa dos horas después de ingerir una sobrecarga de glucosa de 75 gramos, con valores entre los 140 y los 200 mg/dl.

En lo que se refiere a los ensayos clínicos controlados y aleatorizados, se han estado llevando a cabo desde la década de los noventa del siglo pasado en numerosos países, los cuales han demostrado de una manera convincente que la progresión desde la prediabetes hasta la DM2 se puede prevenir [10]. Estos ensayos han analizado dos tipos de actuaciones: la modificación en los estilos de vida (fundamentalmente dieta, ejercicio físico y perder peso) y los tratamientos farmacológicos. Los fármacos más empleados en los estudios farmacológicos son los que disminuyen la resistencia a la insulina, aumentan la secreción de esta o reducen el peso corporal. Desde principios de este siglo hasta la actualidad se han realizado numerosos ensayos clínicos analizando solo los cambios en el estilo de vida o utilizando fármacos que retrasan la aparición de la hiperglucemia. También ha habido otros que han combinado ambas aproximaciones. Hay que tener en cuenta que, en muchas ocasiones, los pacientes no son capaces de mantener los cambios en el estilo de vida durante largos periodos de tiempo, por eso una terapia farmacológica apropiada podría ser una opción. Sin embargo, dado que los cambios en el estilo de vida han demostrado ser más eficientes, hay que poner la mayor parte de los esfuerzos en que las personas lleven unos hábitos más saludables durante el mayor tiempo posible. Así pues, el número de ensayos es alto y el nivel de evidencia científica, muy elevado.

2. 2. Evidencias aportadas por los ensayos clínicos aleatorizados

Como sería muy largo ir enumerando, de un modo detallado, los resultados que se han encontrado en los diferentes ensayos clínicos y dado que se ha demostrado claramente que los programas de prevención de la DM2 funcionan, vamos a realizar un resumen de los principales hallazgos de los ensayos clínicos aleatorizados.

Los resultados más importantes son los siguientes:

a) Hay una reducción del riesgo de DM2 significativo y consistente.

b) Los beneficios son iguales en hombres y mujeres.

c) Los beneficios tienen lugar en todos los grupos étnicos.

d) Los programas centrados en los cambios de estilo de vida presentan mejores resultados que los que se basan en el uso de fármacos.

e) Las consecuencias en los cambios del estilo de vida aparecen pronto y tienen un efecto bastante duradero.

f) Los cambios en el estilo de vida retrasan la aparición de la DM2 al menos cinco años.

g) Las personas con un riesgo genético alto de padecer DM2 se benefician, de un modo significativo, de las intervenciones en el estilo de vida.

h) Hay un grupo de personas a las que les es difícil implementar los cambios en el estilo de vida o mantenerlos durante largos periodos de tiempo.

i) Las mejorías son independientes del peso inicial de partida que se tiene cuando se comienza el ensayo clínico.

j) La reducción del peso corporal es un factor esencial y está estrechamente correlacionado con la prevención de la DM2. De hecho, una pérdida de entre el 5 y el 7 % del peso corporal reduce la incidencia de DM2 un 58 %. Además, por cada kilo que se pierda hay una reducción significativa del riesgo de padecer la enfermedad. Por lo que cada kilo cuenta. Con respecto a los otros componentes en el cambio del estilo de vida, es difícil establecer cuál tiene un mayor efecto protector.

2. 3. La dificultad de poner en marcha los programas de prevención en la vida diaria

Los ensayos clínicos aleatorizados han constatado una serie de objetivos que hay que alcanzar para poder prevenir la DM2. También han demostrado que, al menos en teoría, se pueden diseñar estrategias de estilo de vida y/o farmacológicas para prevenirla. Además, se ha comprobado que estas medidas funcionan incluso a largo plazo. Por lo tanto, estamos en el último apartado de los requisitos que hay que cumplir para poder disponer de programas de prevención de la DM2 que se puedan implantar en la sociedad y que funcionen. En teoría esto se podría hacer. El problema que aparece es que, a pesar del conocimiento que se tiene y de los esfuerzos que se realizan, las intervenciones que se hacen a nivel poblacional no están dando buenos resultados, ya que la incidencia de la DM2 sigue aumentando.

Así pues, nos podríamos plantear varias preguntas. ¿Qué es lo que está pasando? ¿Nos comportamos en la vida real igual que en un ensayo clínico? ¿Si las personas y la sociedad saben lo que tienen que hacer, por qué no lo llevan a cabo? ¿Podría la medicina personalizada ayudar a poner en marcha programas de prevención ajustados a las características y circunstancias de los diferentes individuos? ¿Cómo podría superarse el espacio que separa lo que debería hacerse en una situación ideal y lo que ocurre en el mundo real? En los programas de prevención hay un vacío entre la eficacia y la efectividad, y reducir este salto es actualmente una prioridad.

La eficacia de un programa de prevención está directamente relacionada con el diseño del programa, el compromiso de los participantes y la complejidad en cambiar los hábitos de vida en la sociedad actual en la que vivimos.

Un programa de prevención de la DM2 se debe enfrentar a una serie de retos que tiene que superar para poder alcanzar el éxito. El primero es motivar a los participantes para que realicen cambios significativos y duraderos en su estilo de vida. En este sentido, no está claro si es mejor un programa de intervenciones intensas y frecuentes u otro de un perfil más bajo. Según parece, ambos sistemas dan buenos resultados [10].

En segundo lugar, hay que conocer los factores socioeconómicos y culturales de la población en la que queremos incidir, por lo que los programas deben adaptarse a la población diana. Es necesario saber las dificultades que hay para acceder a una alimentación saludable y la práctica de la actividad física. Estos obstáculos pueden ser de falta de conocimiento de cómo hacer las cosas o de carencia de tiempo y de medios económicos. Los programas deben incluir educadores que enseñen a comer bien, hacer ejercicio e introducir cambios en nuestra vida, por pequeños que estos sean, ya que muchas veces queremos introducir cambios en nuestra vida, pero simplemente no sabemos y/o no podemos. Esto puede generar una sensación de fracaso.

Otro reto es conseguir mantener a lo largo del tiempo los cambios que se han iniciado. La falta de adherencia es un problema evidente que hay que analizar por qué ocurre. Además, se debe considerar que, aunque en teoría los objetivos pueden ser sencillos (comer mejor, hacer más ejercicio y perder peso), esto puede suponer un desafío para muchas personas. Por ejemplo, la relación con la comida trasciende a muchos ámbitos de nuestra vida. Los cambios en el estilo de vida pueden afectar a muchas facetas de nuestro día a día y el programa que se diseñe debe aportar los recursos y el entrenamiento necesarios para poder llevarlos a cabo.

Otro aspecto fundamental es la necesidad de tratar de individualizar los programas. Las personas tenemos diferentes necesidades, preferencias, motivaciones, retos, circunstancias y barreras que superar. Por ejemplo, no es lo mismo poner en marcha un programa de prevención para personas jóvenes que para individuos de edad madura. Una personalización de los programas, en la medida de lo posible, funcionaría mejor que una aproximación generalista. No obstante, las aproximaciones de personalización deben coexistir con las medidas que se pongan en marcha para reducir el riesgo de DM2 a nivel de la sociedad general. Esto quiere decir que no debemos establecer una situación enfrentada de personalización frente a intervenciones generales, sino que ambos tipos de programas deben coexistir, habiendo una necesidad de aumentar la presencia de programas de prevención personalizados, dada su escasez. Hasta ahora, los estudios establecen diversos criterios para poder personalizar los programas de prevención basados en: i) el riesgo individual de desarrollar DM2; ii) el subtipo de DM2 que se padezca, y iii) los objetivos de prevención que los participantes del programa estén dispuestos a asumir y conseguir. En concreto, se puede diseñar un programa multifactorial que esté basado en el cambio de estilo de vida que los participantes elijan. En este programa los individuos irían planificando los cambios que realizar y ellos medirían sus resultados y los avances conseguidos. Hoy en día, existen dispositivos portátiles, con aplicaciones, que son capaces de medir lo que comemos, el nivel de actividad física y las variables analíticas de salud. El análisis masivo de todos esos datos junto con el diseño de algoritmos de inteligencia artificial permite ya diseñar programas de intervención nutricional y de actividad física que se ajustan a cada persona. La integración de estas nuevas tecnologías digitales para cambiar nuestros hábitos de vida en combinación con programas de prevención grupales presenciales han demostrado ser de gran utilidad [11].

Otro problema son las limitaciones de los sistemas sanitarios y de los recursos. A veces es difícil acceder a programas de educación en salud e incluso a las visitas regulares en atención primaria. La falta de personal, financiación y recursos es generalmente uno de los principales retos.

También hay que dirigir el programa de prevención a la población adecuada, y para ello es necesario identificar correctamente a la población con riesgo de desarrollar DM2 o que ya tenga prediabetes.

Finalmente, un programa de prevención debe considerar todos los grupos de interés afectados por la DM2. No se trata solo de dirigirse a las personas con riesgo de tener DM2 a través de los profesionales de la salud. La participación del sector de la educación, las empresas agroalimentarias, las superficies comerciales donde se venden alimentos, los medios de comunicación y las agencias de publicidad, las empresas donde trabajan las personas y los agentes públicos que planifican la organización de las ciudades y diseñan las políticas de salud son muy importantes.

Por todas estas razones, a la hora de diseñar un programa de prevención no se trata solo de considerar que la DM2 es un problema de salud debido a una susceptibilidad genética y al comportamiento de las personas. Hay que pensar en que el ambiente en que vivimos y la sociedad en la que estamos influyen en los factores físicos, psicológicos y sociales que modifican el riesgo que tienen las personas de desarrollar DM2, así como en la aplicación de los cambios necesarios en los estilos de vida que se han de llevar a cabo para evitarla.

Uno de los programas europeos más efectivos para tratar de revertir la epidemia de DM2 es el que diseñó un consorcio multidisciplinar hace una década. Se llama proyecto IMAGE, el cual desarrolló un manual para prevenir la DM2 en Europa. Es una guía que, basándose en la evidencia científica, proporciona recomendaciones, herramientas, actividades de prevención, métodos de seguimiento del paciente, sistemas de evaluación e indicadores de calidad para medir la eficacia de la aplicación del programa de prevención. La guía va dirigida a los grupos de interés comentados anteriormente [12]. Este programa se ha usado en muchos países europeos.

En nuestro país, los programas de prevención de la DM2 se articulan dentro de los planes integrales de diabetes que ponen en marcha las diferentes comunidades autónomas.

3. ¿ES CIERTO QUE LA DIABETES TIPO 2 PUEDE REMITIR?

Ya hemos señalado que la DM2 es una enfermedad crónica y progresiva, en la que por regla general hay un empeoramiento creciente del control glucémico, que lleva a que los pacientes necesiten, poco a poco, más fármacos para regular la glucemia y las complicaciones de la enfermedad. De hecho, una década después del diagnóstico de la DM2, aproximadamente la mitad de los pacientes necesitan insulina para alcanzar un control adecuado de la glucemia.

Ya sabemos que los mecanismos que conducen a la DM2 pasan por dos componentes y por tanto podemos decir que conocemos a nuestro enemigo: i) la resistencia a la insulina y ii) un fallo en el funcionamiento de las células beta. Lo primero que se puede detectar es la resistencia a la insulina y los esfuerzos investigadores se han dirigido a identificar la mejor manera de aumentar la sensibilidad a la insulina, con modificaciones en el estilo de vida y/o fármacos. En cambio, la disfunción de las células beta se resiste más a las terapias disponibles. Se sabe que, en el momento del diagnóstico de la DM2, la función de la célula beta ha disminuido aproximadamente un 50 % y que, probablemente, con independencia del tratamiento farmacológico, hay una pérdida progresiva de células beta [13]. Por eso se sospecha que la muerte continuada de las células beta juega un papel importante en la progresión de la enfermedad. No obstante, no existen evidencias directas de esto último.

Sin embargo, los resultados de un conjunto de estudios europeos y norteamericanos están empezando a considerar que podría darse una remisión de la DM2 bajo unas condiciones particulares [14]. Uno de los ensayos clínicos más relevantes en este sentido es el ya mencionado «DiRECT». En este estudio se observa que pacientes diagnosticados con DM2 hace menos de seis años pueden volver a un control glucémico normal, durante al menos un año, tras conseguir una pérdida de peso grande (en torno a un 15 %) y mantenida [2]. No obstante, se desconoce si esa remisión es posible en todos los pacientes, cuáles son los factores críticos que intervienen en ese proceso, cuánto puede durar la remisión, si la reversión puede darse en pacientes diagnosticados hace más de seis años y cómo afecta esta remisión a la evolución de las complicaciones de la DM2.

Estudios posteriores, dentro del ensayo «DiRECT», han comprobado que en el 31 % de los pacientes no ocurre la remisión de la DM2. Esto se ha relacionado con una menor pérdida de peso corporal y un mayor tiempo de evolución de la enfermedad [14]. En cuanto a los factores que intervienen en el proceso, se piensa que están relacionados con la capacidad que tienen los diferentes individuos a la hora de manejar un exceso de grasa en el hígado y el páncreas, así como la inflamación y el daño que ese superávit de grasa ocasiona. Es como si cada persona tuviera un nivel de grasa que puede tolerar, por encima del cual se producen los problemas metabólicos. Podríamos decir que los pacientes con DM2 han cogido demasiada grasa para su propio cuerpo. Así pues, el mecanismo que se propone es que la reducción de los niveles de grasa y del grado de inflamación, en el hígado y el páncreas, que se produce tras una pérdida de peso grande y mantenida, es la responsable de la reversión [14]. Esto sin embargo plantea otra cuestión. Se sabe que hay una proporción significativa de pacientes con DM2 que tienen un peso adecuado. ¿Pueden este tipo de pacientes revertir la DM2? La respuesta se desconoce.

La extensión en el tiempo de la remisión tampoco está clara. El estudio «DiRECT» duró un año y luego hubo seis meses más de seguimiento. Lo que se ha comprobado es que, por regla general, si la pérdida de peso se mantiene, también lo hace la remisión de la DM2.

Otro aspecto que tener en cuenta es a partir de cuándo la reversión es más difícil o imposible. Datos del estudio han mostrado que, una vez que han transcurrido más de seis años desde el diagnóstico de la enfermedad, la reversión de esta es más complicada. Luego el paso del tiempo dificulta la remisión de esta. De hecho, casi ningún paciente con más de once años de evolución de la DM2 ha sido capaz de normalizar las cifras de glucemia en ayunas. Se piensa que, cuando el daño y la muerte de las células beta llega a un determinado nivel, la remisión de la enfermedad ya no es posible. Por esta razón es fundamental diseñar biomarcadores de daño de las células beta fiables y asequibles.

Tampoco hay respuesta sobre lo que ocurriría con la evolución de las complicaciones en las personas que han llegado a una remisión de la DM2. El estudio «DiRECT» no ha analizado todavía este aspecto. Sin embargo, se puede obtener información indirecta a partir de estudios realizados con pacientes con DM1, que reciben un trasplante de islotes pancreáticos o de páncreas. Estos estudios señalan que la respuesta es diferente en función del tipo de complicación de la enfermedad que se esté considerando.

En resumen, hay datos que indican que la DM2 puede remitir, pero para ello es muy importante hacer un diagnóstico precoz de la enfermedad y disponer de un programa de cambios de estilo de vida capaz de mantenerse en el tiempo.

6

LOS PRIMEROS MOMENTOS TRAS EL DIAGNÓSTICO DE DIABETES

1. Nos han diagnosticado diabetes: ¿qué hacemos?

La diabetes es una enfermedad crónica con la que tenemos que convivir toda nuestra vida. La forma de afrontar la respuesta a esta pregunta depende del tipo de diabetes que nos diagnostiquen y en qué momento de nuestra vida lo hagan.

En el caso de la DM1, que aparece fundamentalmente en niños y adolescentes, el diagnóstico suele acarrear el planteamiento de preguntas, más acuciantes, en padres y pacientes. En general, ante el diagnóstico de diabetes, las preguntas que suelen surgir son las siguientes: ¿por qué me ha tocado a mí? ¿Qué implica tener la enfermedad? ¿Cómo afectará a mi vida? ¿Cómo puedo integrarla en mi día a día? ¿Qué repercusiones puede tener? ¿Dónde puedo buscar información sobre la enfermedad? Así pues, los pacientes experimentan la sensación de que algo se colapsa en el seno de sus vidas y familias y que probablemente tengan que reestructurar sus prioridades y las de su entorno.

El diagnóstico supone un impacto emocional y por regla general se necesita algo de tiempo para aceptarlo. Se produce una situación de crisis y posiblemente de ansiedad, que se puede vivir como una pérdida del proyecto de vida, ya que se trata de una enfermedad que no tiene cura, que es para toda la vida y que plantea cambios importantes en nuestra forma de vivirla. Hay que cambiar cómo se come, hacer ejercicio, controlarse la glucemia, tomar la medicación, ir a revisiones médicas periódicas y vigilar la aparición de complicaciones. Todo esto son aspectos que pueden resultar desalentadores, abrumar a los pacientes y generar incertidumbre en el momento del diagnóstico. Como hemos dicho, cada persona vive el diagnóstico de una manera diferente, en función de sus recursos emocionales, intelectuales y personales y de sus experiencias. Además, los pacientes responden de diversas formas, que posiblemente varían en función de lo que han visto en otras personas de su alrededor que también padecen diabetes. Posteriormente, tras la aceptación de la enfermedad debe venir el reconocimiento de que es posible vivir una vida plena con diabetes.

Otro sentimiento importante es la necesidad de racionalizar la enfermedad y por tanto de buscar información sobre ella. De un modo habitual, los pacientes se sienten confundidos, reciben mucha información de un modo muy rápido y necesitan tiempo para digerirla y procesarla. Aparte, perciben que no tienen suficientes datos o conocimientos para enfrentarse a la diabetes y surge la necesidad de encontrar más ayuda. Por otro lado, están las creencias o mitos que existen sobre la enfermedad. La situación puede resultar confusa y difícil debido a las numerosas cosas que se deben aprender y cambiar.

La educación diabetológica es muy importante en los primeros momentos, ya que nos proporcionará las herramientas que nos ayudarán a convivir con la enfermedad llevando además una buena calidad de vida. El conocimiento nos proporciona libertad de actuación y nos abre un amplio campo de posibilidades. Puesto que todos aprendemos de nuestras experiencias, de lo que observamos y del estudio, el primer reto que superar es saber más sobre la enfermedad que nos va a acompañar el resto de nuestra vida. El conocimiento y la formación son muy importantes. Un aprendizaje profundo de la enfermedad nos permitirá ver que se puede estar enfermo de diabetes y llevar una vida normal, en la que podamos superar los diferentes desafíos y las metas que se nos pongan delante. Además, nos aportará los recursos para actuar de un modo correcto, controlar la diabetes y retrasar la aparición de las complicaciones. Como ya hemos dicho, pero lo repetimos, para lograr esto es primordial conocer la enfermedad y cómo afecta a cada uno. En el caso de las enfermedades crónicas podemos afirmar que no hay enfermedades, sino pacientes.

La diabetes es una enfermedad crónica que requiere cambios en los hábitos de vida y que tiene complicaciones que pueden afectar al futuro de una persona, pero está claro que no es una condición determinante. A veces es más importante la actitud de los pacientes y sus familiares y amigos que la enfermedad en sí.

Aunque en los primeros momentos tras el diagnóstico de diabetes cada persona establece un ritmo de actuaciones y prioridades, podría ser importante tener en cuenta las siguientes recomendaciones:

a) Pensar que hace falta tiempo para adaptarse a los cambios de estilo de vida que se nos plantean con el diagnóstico de la enfermedad. Es un proceso complejo y más o menos largo. Cada persona tiene sus tiempos. No obstante, hay que tener claro que, cuanto antes se empiece a actuar y haya una adaptación, mejor.

b) Buscar información fiable e invertir tiempo en aprender sobre la enfermedad. El personal sanitario educador en diabetes es una opción fundamental. La educación es la mejor arma contra la diabetes, ya que te ayuda a tomar las decisiones correctas y a tener mayor capacidad de elección.

El conocimiento resulta esencial para entender con la mayor claridad posible en qué consiste la enfermedad y para quitar miedos y mitos innecesarios sobre ella. Es importante considerar que, por regla general, la diabetes es una enfermedad que los propios pacientes pueden controlar, en función de las decisiones que tomen y de su comportamiento. Además, cuidar de la enfermedad es una tarea de todos los días y, cuanto más personalizado sea su manejo, mejor.

c) Encontrar atención médica que haga un abordaje integral de la enfermedad desde el principio. Esto supone desarrollar estrategias para tener un buen control glucémico, realizar las modificaciones necesarias en el estilo de vida, proponer un tratamiento farmacológico correcto y prevenir y vigilar las complicaciones.

d) Intentar llevar un registro de los hábitos de vida, sentimientos y emociones. La enfermedad puede ser una buena oportunidad para cambiar el estilo de vida hacia unos hábitos más saludables. Se debe apuntar la medicación que se toma, las dosis y las horas en las que se ingiere. Hay que recoger información sobre la actividad física (fecha, hora del día, tipo de ejercicio físico, duración, intensidad y, en caso de que los haya, síntomas o problemas que han tenido lugar durante esta). También hay que llevar un registro de la alimentación (fecha, hora, alimentos que se ingieren y cantidad). Finalmente, sería conveniente apuntarse las dudas o preocupaciones que vayan surgiendo y cualquier otra cosa que llame la atención para formulárselas al personal sanitario. No hay que quedarse con preguntas sobre la enfermedad. Es necesario compartir las dudas y ansiedades que provoca y las implicaciones que la diabetes tiene en el estilo de vida que se llevará en un futuro.

e) Apoyarse en otras personas. Las asociaciones de pacientes son de mucha ayuda, ya que sabrás que no estás solo. En ellas hay pacientes que suelen estar actualizados sobre la enfermedad, comprenden la situación de otros iguales y pueden ofrecer muchos consejos valiosos. Los pacientes no tienen por qué manejar la enfermedad exclusivamente por sí mismos. Conseguir el apoyo emocional que se necesite es importante, especialmente al principio, cuando se experimentan sentimientos encontrados.

Debido a que, tras el diagnóstico de la enfermedad, especialmente si es DM1, lo más habitual es encontrarse perdidos, los pacientes tratan de buscar información que los ayude a resolver todas las dudas que tienen. Llegados a este punto, la siguiente pregunta que aparece es esta: ¿cómo puedo informarme sobre la diabetes de un modo serio? En este sentido, el primer impulso es acudir a internet. Es lo que solemos hacer hoy día cuando queremos aprender sobre cualquier tema. Internet nos permite encontrar información rápida, fácil, gratis y desde cualquier lugar. Además, seguramente hallaremos muchas páginas que divulgan conocimientos sobre la diabetes. El problema reside en saber discernir qué páginas son fiables y contienen datos veraces y útiles y cuáles no. Para ello es importante que la página web venga de una fuente científica sólida, como podrían ser sociedades científicas y médicas, fundaciones centradas en la diabetes, asociaciones de pacientes y laboratorios farmacéuticos. Además, hay que fijarse en cómo está redactado el contenido y si sigue un estilo serio y cita las fuentes científicas. En caso de duda, se puede preguntar al personal sanitario y a las asociaciones de pacientes.

Así pues, para que los pacientes puedan ir acometiendo los cambios que deben hacer en su estilo de vida es necesario conocer cuáles son los aspectos básicos del tratamiento de la enfermedad y por qué deben llevarse a cabo.

2. Los pilares del tratamiento de la diabetes

El tratamiento de la diabetes debe girar en torno a unas metas que son importantes cumplir y mantener a lo largo de toda la vida. Estos objetivos podemos resumirlos en los siguientes: i) tener una glucemia lo más próxima a los valores de una persona sana durante el mayor tiempo posible; ii) evitar las descompensaciones agudas (hipo e hiperglucemias); iii) retrasar o prevenir la aparición de las complicaciones de la enfermedad; iv) disminuir la mortalidad, y v) mantener una buena calidad de vida. Estos cinco objetivos deben tratar de conseguirse poco a poco y estableciendo metas pequeñas y progresivas, que nos permitan llegar a resultados cada vez más ambiciosos.

Con base en este esquema se organiza el tratamiento de la diabetes, independientemente del tipo que se padezca.

En el primer caso, las cifras de glucemia de una persona sana en ayunas son de entre 60 y 100 mg/dl, y a las dos horas de haber comido menores de 140 mg/dl. Para los pacientes con diabetes, la ADA da unas recomendaciones generales de valores adecuados de control glucémico, que en ayunas serían de entre 70 y 130 mg/dl y a las dos horas de las comidas por debajo de 180 mg/dl. Hay que matizar que estos últimos números son genéricos y muchas veces se ajustan en función de las características de los pacientes. Recientemente, para acotar la normalidad de los valores de glucemia y gracias al desarrollo de sistemas que permiten medir la glucemia de los pacientes de un modo continuo, a lo largo de las veinticuatro horas del día, se ha creado el concepto de tiempo en rango (TIR, por sus siglas en inglés). Es la cantidad de tiempo, expresado en porcentaje, que un paciente con diabetes pasa con los valores de glucemia dentro de un rango objetivo establecido durante un día [1]. Si una persona tiene un TIR del 50 % para un día, significa que ha pasado doce horas de ese día con unas cifras de glucemia dentro del objetivo. Existe un consenso internacional y generalizado que establece que para los pacientes adultos con DM1 y DM2 el rango objetivo estándar debe estar entre 70 y 180 mg/dl y el TIR de un día ser mayor a un 70 % (unas diecisiete horas al día). Aunque esto se debe ajustar a las circunstancias individuales de cada paciente, existen investigaciones que establecen una conexión entre un TIR correcto y el riesgo de sufrir las complicaciones de la diabetes [2]. El TIR sirve de gran ayuda para llevar un buen control de la diabetes, ya que puede permitirnos conocer qué tipo de circunstancias hacen subir o bajar la glucemia. Por lo tanto, también es útil para ajustar el tratamiento.

Disminuir el número de episodios de hipo e hiperglucemias es el segundo objetivo del tratamiento y por tanto resulta importante identificar a las personas que tienen un mayor riesgo de padecerlas. La ADA establece tres niveles de hipoglucemias según su grado [3]. Las crisis de hipoglucemia frecuentes provocan un deterioro cognitivo y se asocian a la aparición de otras complicaciones de la diabetes [4]. En el caso de las hiperglucemias, para los pacientes con diabetes, se considera que está presente con una glucemia en ayunas superior a 130 mg/dl o un valor de 180 mg/dl tras dos horas después de comer. Si una situación de hiperglucemia no se trata a tiempo y se deja que evolucione, deriva en una cetoacidosis, que se puede complicar con un posible coma diabético. La presencia de hiperglucemias no contraladas y frecuentes produce un aumento del riesgo de padecer las complicaciones de la diabetes [5].

Así pues, tener un TIR adecuado y evitar las hipo e hiperglucemias es fundamental para controlar la aparición de las complicaciones de la diabetes y reducir la mortalidad. Por lo tanto, es necesario tener un buen control metabólico.

En función de lo indicado hasta ahora, las bases del tratamiento de la diabetes son una dieta adecuada, hacer ejercicio físico, autocontrol de la glucemia, medicación, vigilancia de las complicaciones y educación en diabetes. Considerar todas estas dimensiones del tratamiento es importante para llevar a cabo un abordaje integral de la enfermedad y además es necesario, con independencia del tipo de diabetes que se padezca.

Los diferentes aspectos del tratamiento los iremos viendo en los sucesivos capítulos del libro. No obstante, ahora vamos a dar unas breves pinceladas.

2.1. Comer de un modo saludable

La alimentación de los pacientes con diabetes debe ser variada y sana. Esta recomendación es general para toda la población e importante para mantener la salud y disfrutar de un envejecimiento activo y saludable. No obstante, ese consejo resulta más esencial para las personas con diabetes. Además, la alimentación debe ayudar a tener bajo control el TIR y las descompensaciones de la glucemia. Por ello, la dieta debe ser equilibrada en cuanto a los diferentes componentes básicos de los alimentos (hidratos de carbono, proteínas, grasas y vitaminas y minerales), pero vigilando el consumo de carbohidratos y de calorías. Esto significa que no solo hay que tener en cuenta qué se come, sino también cuánto se come y el horario de comidas. También hay que considerar otros aspectos que pueden influir en la glucemia, como son el ejercicio físico y la medicación.

A lo largo de los siglos, la dieta se ha considerado una parte principal del tratamiento de la diabetes. Esto cobró relevancia a finales del siglo XIX y principios del XX, cuando a los pacientes se les recomendaba seguir dietas hipocalóricas, bajas en carbohidratos o incluso sin carbohidratos. El objetivo era prevenir la cetoacidosis. Con la llegada de la insulina esas indicaciones dietéticas se suavizaron. No obstante, se seguía incidiendo en reducir y controlar bastante el consumo de carbohidratos y en especial los azúcares. Entre las décadas de los cincuenta y los noventa del siglo pasado, se recomendaban dietas en las que la mitad de la ingesta energética total (entre el 40 y el 45 %) vinieran de los carbohidratos, el 20 % de las proteínas y el 30 % de las grasas. En esa época aparecieron también las dietas por intercambio de raciones. Estas dietas establecían grupos de alimentos de un valor nutricional similar que se podían intercambiar entre sí. Por ejemplo, a la hora de tomar una fruta, 150 gramos de melón equivalían a 100 gramos de naranja o a 50 gramos de plátano. Estas dietas daban flexibilidad, pero requerían que los pacientes tuvieran conocimientos nutricionales y debían aprender a usar el sistema de intercambios. También, en esos años, la industria alimentaria fabricó diferentes tipos de productos que llevaban el etiquetado de «aptos para diabéticos». Eran productos que sustituían los azúcares por edulcorantes. Así pues, hasta finales del siglo pasado, las dietas de los pacientes con diabetes giraban en torno a un control estricto del consumo de carbohidratos y especialmente de los azúcares.

Hace una o dos décadas esta idea comenzó a cambiar y hoy no existe un consenso claro sobre la existencia de dietas mejores o peores para los pacientes con diabetes. En la actualidad, se considera que, en general, los pacientes con diabetes pueden comer cualquier alimento y los productos «aptos para diabéticos» prácticamente ya no existen. La alimentación debe ser saludable, variada, baja en azúcares, carbohidratos refinados y rica en fibra. Tampoco hay una opinión clara sobre la cantidad de carbohidratos que se debe ingerir. En el caso de los pacientes que necesiten insulina, sí es más importante controlar la cantidad de carbo-hidratos. Además, la dieta debe ser individualizada y ajustarse a las circunstancias de cada paciente. De igual forma, la cantidad de calorías debe ser la necesaria para mantener un peso adecuado. Por lo tanto, estamos hablando de una dieta similar a la que tiene que seguir cualquier persona que desee mantener un estilo de vida saludable.

Sí es importante seguir un horario de comidas regular. Esto resulta especialmente relevante en los pacientes que se adminis-tran insulina.

Finalmente, como todo el mundo, los pacientes con diabetes deben tener conocimientos nutricionales y saber leer las etique-tas de los alimentos. Asimismo, es conveniente que elaboren un registro de lo que comen. Esto permitirá identificar posibles cau-sas de salidas del TIR y de hipo e hiperglucemias.

2. 2. Mantenerse activo

El ejercicio físico es una parte importante en el manejo de la diabetes. De nuevo, las recomendaciones sobre la actividad físi-ca se aplican a toda la población. Aumentar la actividad física es vital para el mantenimiento de una buena calidad de vida y la prevención de numerosas enfermedades que afectan hoy en día a nuestra sociedad. El ejercicio físico tiene numerosos benefi-cios sobre la salud y es importante para el envejecimiento activo y saludable.

Las recomendaciones de ejercicio semanal son 150 minutos de actividad física moderada o 75 minutos de actividad vigorosa o una combinación de ambos. Además, si llegamos a 300 minutos de actividad moderada o 150 minutos de actividad vigorosa o su combinación, tendremos beneficios extras.

La actividad física mejora la salud metabólica y el control glucémico. Dentro del tratamiento de la diabetes la actividad física debe ir enfocada a regular la glucemia, mantener el peso adecuado, retrasar la aparición de las complicaciones y mejorar la calidad de vida. Esto lo hace porque aumenta la utilización de glucosa por el músculo e incrementa la sensibilidad a la insulina, reduciendo las necesidades de medicación o de insulina.

Antes de comenzar a hacer ejercicio, cualquier adulto con diabetes que haya sido sedentario debe realizarse un examen médico, especialmente si presenta complicaciones de la enfermedad.

En cuanto a las recomendaciones de ejercicio, en la actualidad se sugiere que sean de tres a cuatro sesiones por semana, de una hora de duración. La actividad física debe tener una fase previa de calentamiento y otra posterior de estiramientos. Además, se ha visto que lo mejor es realizar ejercicios de resistencia, fuerza, flexibilidad y coordinación. Esto se puede llevar a cabo dentro de una única rutina de ejercicios o en entrenamientos diferentes.

Es importante que los pacientes con diabetes, especialmente si están medicados con insulina, sigan unas precauciones específicas a la hora de hacer ejercicio.

Finalmente, el lema es que un poco de ejercicio físico es mejor que nada. Aunque no alcancemos las recomendaciones, realizar actividad física a diario ayuda al control metabólico de los pacientes.

2. 3. Autocontrol de la glucemia

El control de la glucemia, por los propios pacientes, es básico para conseguir un buen TIR y evitar los cambios bruscos de la glucosa sanguínea y, por lo tanto, es una parte necesaria del tratamiento.

La forma habitual del control de la glucemia capilar por los pacientes ha sido mediante la utilización de glucómetros, que miden la glucemia con una gota de sangre recogida tras un pinchazo en la yema del dedo. Estos sistemas miden la glucemia en tiempo real. Existen muchos modelos y marcas de glucómetros y es necesario que estos sean exactos, estén bien calibrados y se revise la técnica de uso en cada paciente de forma periódica. Los beneficios de la autodeterminación de la glucemia capilar, de modo diario y frecuente, en los pacientes con DM1 están claramente establecidos y se sabe que mejora el control glucémico y reduce la incidencia de hipo e hiperglucemias y de las complicaciones de la enfermedad [3]. En el caso de los pacientes con DM2, la frecuencia del control de la glucemia está en debate hoy día [5]. Se está evaluando si compensa el coste económico de realizar numerosas mediciones diarias frente a las posibles ventajas en el control de la enfermedad, cómo afectan a la calidad de vida de los pacientes, si ayudan al control glucémico, si disminuyen las complicaciones de la diabetes y con qué frecuencia se deben hacer las determinaciones.

Otra forma de saber si el control glucémico es bueno es midiendo los valores de hemoglobina glicosilada (Hb1Ac), que dan una información retrospectiva de los niveles de glucemia en los tres meses anteriores a su determinación. Se mide con un análisis de sangre y es una prueba de control rutinario. Se basa en que la glucosa que circula por la sangre se adhiere a la hemoglobina de los glóbulos rojos. A más glucosa, mayor cantidad de esta pegada a la hemoglobina (hemoglobina glicosilada). Como el tiempo de vida medio de un glóbulo rojo es de unos tres meses, la Hb1Ac refleja los valores medios de la glucosa en ese tiempo. Su valor se expresa en porcentaje. En una persona sana, la Hb1Ac está por debajo del 5,7 %, con prediabetes está entre el 5,7 y el 6,4 % y en otra con diabetes se encuentra en un porcentaje mayor del 6,5 %.

En función de los valores de Hb1Ac, se clasifica el control glucémico de los pacientes con diabetes. Desde hace años, se sabe que existe una relación inversa entre la frecuencia de autodeterminación de glucemia capilar y los valores de Hb1Ac y entre estos y la presencia de complicaciones. El «Ensayo sobre el control de la diabetes y sus complicaciones» demostró que unos valores de Hb1Ac por debajo del 6,5 % reducían y/o retrasaban la aparición de las complicaciones de la diabetes [6]. Estudios posteriores han corroborado esa afirmación [7].

Así pues, desde hace varias décadas está clara la importancia de un buen control glucémico en la evolución de la enfermedad. Sin embargo, esto es una asignatura pendiente en pacientes con diabetes, especialmente DM2 [8]. Las causas de esta situación son muy diversas, pero es importante analizarlas, ya que el mal control glucémico acarrea graves problemas de salud. Hay estudios que incluso calculan cómo afecta al gasto en salud un mal control de la glucemia. En España, los gastos directos de la diabetes aumentan entre un 18 y un 23 % cuando hay un mal control glucémico [9].

Actualmente, la manera en la que los pacientes pueden autocontrolarse la glucemia está cambiando. Esto se debe a la aparición de los sistemas de monitorización continua de glucosa (MCG), los cuales son capaces de recoger datos de glucemia en intervalos entre uno y cinco minutos de un modo constante, permitiendo a los pacientes y al personal sanitario tener información sobre cómo está la glucemia en todo momento y realizar análisis de lo que ocurre en diferentes periodos de tiempo. Este nivel de detalle en los cambios de la glucemia no lo da la Hb1Ac. Por esta razón, en la actualidad se tiende a usar ambos sistemas para controlar la glucemia [10]. Los MCG ayudarán a los pacientes a autocontrolarse la glucemia de un modo más constante y cómodo.

2. 4. Tomar la medicación prescrita

La diabetes es una enfermedad para toda la vida y los pacientes suelen presentar complicaciones y comorbilidades que hacen que estén polimedicados. Ambas situaciones dificultan una correcta adherencia al tratamiento médico. A lo anterior hay que sumarle que los pacientes también deben tener una buena adherencia a la dieta, la actividad física, el autocontrol de la glucemia y el seguimiento de las complicaciones. Por lo tanto, puede haber barreras a la hora de tomar correctamente la medicación que afectan al 50 % de los pacientes con diabetes, particularmente los que padecen DM2. La falta de adherencia a la medicación se relaciona con un peor control metabólico, más complicaciones y peor calidad de vida.

Los factores asociados a este problema son complejos y varían en función de los pacientes, su situación y los entornos sanitarios. De un modo amplio se pueden clasificar en: i) centrados en el paciente; ii) relacionados con el tratamiento; iii) relacionados con el sistema sanitario; iv) factores socioeconómicos, y v) factores vinculados con la enfermedad.

Es esencial que los profesionales sanitarios puedan incluir dentro de sus consultas el seguimiento de las barreras, la educación y la resolución de problemas para mejorar la adherencia a la medicación por parte de los pacientes.

2. 5. Hacerse revisiones periódicas

La diabetes, como enfermedad crónica con posibles complicaciones, requiere de visitas médicas habituales para hacer un seguimiento de su evolución y poder adelantarse a los posibles problemas que surjan, instaurando tratamientos precoces. Estas visitas médicas periódicas deben individualizarse según la situación de la enfermedad de cada paciente y es necesario que estén bien planificadas e impliquen la participación de varios profesionales sanitarios. Los pacientes con diabetes necesitan tener a su disposición un equipo multidisciplinar formado por médicos, personal de enfermería, fisioterapeutas, dietistas, especialistas en ciencias del deporte, dentistas, podólogos y psicólogos. Es vital que los pacientes y su entorno participen activamente en este proceso.

Los estudios muestran que, cuando los pacientes están comprometidos con sus revisiones periódicas y las llevan a cabo, hay un mejor control metabólico de la diabetes, menores complicaciones, mejor calidad de vida y mayor expectativa de vida [11].

En líneas generales, las visitas de seguimiento deben incluir: i) realización de una historia clínica (con control de las hipo e hiperglucemias); ii) evaluación de la toma de la medicación, su adherencia y posibles efectos secundarios; iii) exploración física general; iv) pruebas de laboratorio, según proceda, para valorar la consecución de los objetivos de Hb1Ac y metabólicos; v) estudio del riesgo de complicaciones y su evolución; vi) seguimiento de otras posibles enfermedades; vii) valoración de las conductas de autocontrol de la diabetes, alimentación, salud psicosocial y necesidad de derivaciones a otros especialistas; viii) calendario de vacunaciones; ix) reforzamiento de la educación diabetológica, y x) cualquier otro examen rutinario que se considere necesario para el mantenimiento de la salud.

Otro aspecto que considerar es cuál debería ser la frecuencia de las revisiones médicas. Para ello hay unos modelos establecidos y las guías clínicas indican, de un modo general, cuáles son las visitas recomendables y cada cuánto tiempo deben realizarse. No obstante, lo importante es una personalización según las circunstancias de cada paciente.

Las visitas periódicas deben enmarcarse en un abordaje integral del paciente con diabetes.

2. 6. Conocer bien la enfermedad

La diabetes no se puede controlar solo con la medicación prescrita por el personal sanitario, sino que requiere del control de la glucemia por los pacientes, cambios en el estilo de vida y ajustes constantes en la medicación. Todos estos elementos son centrales para un buen control de la glucemia, lo cual ya sabemos que es básico. Esto significa que tenemos que convivir con la enfermedad, conocerla bien y saber cómo nos afecta en particular. Por ello, la educación en diabetes es necesaria, con independencia del tipo de diabetes que se padezca.

El objetivo de la educación diabetológica es que los pacientes tengan un buen control metabólico proporcionándoles conocimientos, habilidades y actitudes. Es uno de los puntos esenciales del tratamiento de la diabetes y así lo considera la OMS desde 1980.

Estudios de los ochenta y los noventa han demostrado que la educación diabetológica está asociada a un menor número de complicaciones agudas y crónicas, así como a una reducción de los costes sanitarios de la enfermedad [12].

La educación diabetológica permite ayudar a los pacientes a saber controlarse la glucemia, conocer las opciones de tratamiento que hay y cómo realizarlos, diseñar planes de comidas y ejercicio y tener presente la importancia del control metabólico. En definitiva, les enseña a convivir con la enfermedad.

En los últimos cuarenta años, la educación diabetológica ha ido evolucionando y se han desarrollado numerosos programas individuales o grupales destinados a modificar el estilo de vida o a conseguir un buen control metabólico. Los programas se han adaptado a las características de los pacientes y a su enfermedad. No obstante, siempre estaban basados en una actitud pasiva del paciente, en la que el personal sanitario los instruía y adoptaba una posición paternalista, cuidándolos y responsabilizándose de su enfermedad.

En nuestros días, la situación ha cambiado porque el paciente está más informado, suele ser consciente de su diabetes y esto lo lleva a responsabilizarse de su enfermedad y a colaborar en las decisiones de los sanitarios que afectan a su diabetes, tomando parte activa en el proceso.

Además, la educación diabetológica es una labor multidisciplinar con la participación de diferentes profesionales sanitarios, los pacientes y su entorno familiar y social y las asociaciones de pacientes. Esta nueva forma de educación diabetológica, que en general se puede aplicar a cualquier método de educación en salud, se basa en el concepto de «autoeficacia». Consiste en la convicción que tiene una persona sobre sus propias capacidades ante situaciones determinadas. Lo importante es aumentar la autoeficacia de los pacientes para que con sus propias acciones y decisiones puedan controlar sus vidas y la enfermedad que padecen.

Otra faceta que tratan de desarrollar los programas actuales de educación terapéutica es empoderar a los pacientes. Se pretende que el paciente se apodere de su diabetes, aumente su confianza en sí mismo, adquiera más responsabilidad, se comprometa a manejar su enfermedad y tome decisiones para controlar su diabetes y los imprevistos que conlleva de la manera más autónoma posible.

7

EL CONTROL DE LA GLUCEMIA: LAS SUBIDAS Y BAJADAS

1. La importancia del control de la glucemia

La importancia de un buen control de la glucemia en el manejo de la diabetes quedó demostrada, entre dos y tres décadas atrás, con los mencionados estudios sobre el Control de la Diabetes y sus Complicaciones y el Estudio Prospectivo de Diabetes del Reino Unido, respectivamente para las DM1 y DM2. Estos estudios sentaron las bases de la importancia que un control estricto de la glucemia tiene en la evolución de la diabetes y la aparición de sus complicaciones. Un mal control glucémico es un problema importante por los graves problemas de salud que acarrea. Tener unas cifras de glucosa cercanas a las de personas que no padecen la enfermedad retrasa la aparición y la progresión de las complicaciones [1, 2]. Ambos estudios demostraron una buena correlación entre los valores de glucemia en ayunas, glucemia tras comer (posprandial) y HbA1c con la presencia de complicaciones de la diabetes. La medición de la HbA1c engloba tanto la glucemia en ayunas como la glucemia posprandial. Unas cifras de HbA1c por debajo del 7 % disminuyen la aparición de las complicaciones crónicas por lesión en los vasos pequeños (microvasculares). Lo que se ha observado es que los pacientes que sufren daño en la retina se reducen un 75 %, los problemas renales un 39 % y la lesión en los nervios un 54 %. Además, disminuye la enfermedad cardiovascular y la mortalidad. La relevancia del control glucémico fue confirmada hace siete años por el Estudio Epidemiológico de Intervención y Complicaciones de la Diabetes [3].

A pesar de su importancia, el control óptimo de la glucosa sigue siendo una de las cruzadas para los pacientes y el personal sanitario en el tratamiento de la diabetes. De hecho, las investigaciones señalan que, a los pacientes con diabetes, sobre todo los que tienen DM2, les cuesta trabajo llevar un buen control de su glucemia [4]. Las causas son muy diversas y entre las relacionadas con el autocontrol de la glucemia destacan: i) falta de educación diabetológica; ii) ausencia del conocimiento de su importancia; iii) factores emocionales; iv) baja adherencia a la medición capilar de la glucosa, por ser una técnica molesta, que motiva poco al paciente y por el coste de las tiras, y v) un mal procedimiento a la hora de la realización de la medida.

La ADA estableció que los objetivos del control glucémico tienen que individualizarse y que dentro de un mismo paciente pueden cambiar con el paso del tiempo [5]. Para ello hay que considerar factores como cuánto hace que el paciente padece diabetes, la edad, la experiencia en el manejo de la enfermedad, las expectativas y el estilo de vida, la presencia de otras enfermedades, las complicaciones de la diabetes, si tiene dificultad para detectar las hipoglucemias y otras circunstancias individuales. Además, es conveniente consensuar estos objetivos con los pacientes en función de diversos aspectos psicosociales y el posible estrés ocasionado por la enfermedad.

A pesar de todo, la referencia general que hay sobre el control glucémico es que para la mayoría de los pacientes adultos con DM1 o DM2 la HbA1c sea igual o menor al 7 %. En los pacientes que usan sistemas de MCG se puede considerar el TIR a la hora de establecer los objetivos de control glucémico. Lo ideal es que el 70 % de las lecturas del sistema de MCG estén dentro del TIR. Esto significa que, aproximadamente durante diecisiete de las veinticuatro horas del día, los pacientes tienen una glucemia que está dentro de su rango adecuado. Además, el tiempo por debajo del rango (TBR, por sus siglas en inglés) debe ser menos del 4 % (algo menos de una hora) y el tiempo por encima del rango (TAR, por sus siglas en inglés) menor del 25 % (en torno a seis horas). El TBR es el porcentaje de lecturas del sistema de MCG o, lo que es lo mismo, la cantidad de horas del día que los pacientes tienen una glucemia inferior a la establecida como su valor adecuado u objetivo. En el caso del TAR es lo mismo, pero con medidas de glucemia por encima de sus valores objetivos.

Se sabe que hay una correlación inversa entre el TIR y la HbA1c, de tal manera que cuando el TIR aumenta, la HbA1c disminuye y viceversa [6].

2. Los sistemas de monitorización de la glucemia

Los sistemas de medida de la glucemia de uso para los pacientes no han dejado de evolucionar desde que en la década de los setenta del siglo pasado se medía la glucosa en la orina mediante tiras reactivas. Los avances tecnológicos han sido incuestionables.

Básicamente, en la actualidad hay dos grandes sistemas para monitorizar la glucemia: i) los glucómetros portátiles que miden la glucemia capilar y ii) los sistemas de monitorización continua (MCG).

2.1. Los glucómetros portátiles

Los primeros glucómetros portátiles aparecieron a finales de los setenta y entraron al mercado a principio de los ochenta. Su fundamento consiste en el método de la glucosa-oxidasa. La glucosa presente en la sangre reacciona con una serie de compuestos químicos que acaban generando una corriente eléctrica proporcional a la cantidad de glucosa. Posteriormente, el medidor transforma la corriente eléctrica generada por la concentración de glucosa en un valor de glucemia expresado en mg/dl.

Los glucómetros son bastante exactos. Además, existe una norma ISO que establece los requisitos que deben cumplir. No obstante, es importante saber que hay diferencias que oscilan entre el 5 y el 10 % en los valores obtenidos usando diferentes marcas y modelos [7]. También puede haber una pequeña variabilidad cuando una medida se repite dos veces seguidas en un mismo dispositivo. Asimismo, la precisión de la medida se puede alterar por: i) tiras reactivas en mal estado o caducadas; ii) temperaturas extremas; iii) presencia de humedad, alcohol o suciedad en la yema de los dedos; iv) problemas con el medidor, generalmente por falta de calibración; v) cantidad de sangre insuficiente en la tira, y vi) anemia o deshidratación del paciente. Es importante calibrar el equipo y cada cierto tiempo comparar sus valores con los de una analítica de sangre, donde la glucosa se mide en sangre venosa.

Desde que aparecieron los primeros glucómetros hasta la actualidad, se han ido haciendo más pequeños, más precisos, tardan menos tiempo en proporcionar el resultado (unos pocos segundos) y necesitan menor cantidad de sangre (una sola gota). Además, muchos de los glucómetros portátiles actuales se pueden comunicar con otros dispositivos como las bombas de insulina o enviar las medidas al teléfono móvil o la nube.

2. 2. Los sistemas de monitorización continua de glucosa (MCG)

Se trata de equipos que son capaces de medir la glucemia de un modo constante y trasladar la información a otro dispositivo o a la nube.

Estos sistemas tienen un sensor desechable que se inserta debajo de la piel (espacio subcutáneo) y que mide la concentración de glucosa en el líquido intersticial (cada uno o cinco minutos) y un transmisor que almacena los valores de glucosa o los envía (cada cinco o quince minutos) a un receptor, un teléfono móvil, un reloj inteligente o la nube. La concentración de glucosa en el líquido intersticial (el líquido que se encuentra entre las células y las baña e intercambia nutrientes con la sangre y el interior de estas) es un buen valor de referencia de la glucosa sanguínea, particularmente cuando las concentraciones de glucosa son constantes. No obstante, supone un retraso aproximado de unos cuatro minutos respecto a la glucemia sanguínea. Además, en situaciones en las que hay cambio rápido de la glucosa, el retraso puede ser mayor [8].

Tras casi una década en el mercado empezaron a aparecer estudios que evaluaban su eficacia en pacientes con DM1. Se comprobó que estos sistemas reducían la HbA1c y las hipoglucemias. En el caso de pacientes con cifras de HbA1c menores del 7 %, el uso de MCG mejoró aún más el control glucémico y las hipoglucemias [9].

En los últimos diez años los sistemas de MCG han mejorado, ya que tienen sensores más pequeños y precisos, duran un tiempo superior, su *software* es más completo, proporcionan mayor información y de un modo muy visual y se usan fácilmente. Por regla general, los glucómetros son más precisos que los sistemas de MCG, pero hoy en día hay algunos que son igual de buenos que muchos glucómetros. Hasta la fecha se han llevado a cabo muchos ensayos clínicos que demuestran que los pacientes que usan los sistemas de MCG tienen HbA1c más bajas, menos hipoglucemias graves, menos hiperglucemias, mejor calidad de vida y expresan su satisfacción al usar los dispositivos. Por ejemplo, permiten detectar episodios de hipoglucemias leves o moderados que los pacientes no reconocen. Esta eficacia se ha testado también en población joven (de ocho a veinticuatro años) y en personas de la tercera edad (mayores de sesenta años) [7]. En pacientes con DM1 se ha demostrado que el ajuste de las dosis de insulina en las comidas basadas en mediciones de un sistema de MCG es tan seguro y fiable como la dosificación basada en las medidas realizadas por un glucómetro portátil [10]. Finalmente, ya existen sensores que vienen calibrados de fábrica y no requieren mediciones diarias de un glucómetro para su calibración.

Existen sistemas de MCG que tienen un sensor que se implanta entero bajo la piel por un profesional sanitario y que funciona durante un periodo de entre noventa y ciento ochenta días. Hay dispositivos que transmiten a un receptor los valores actuales de glucosa de modo constante y otros que son capaces de almacenar en el sensor las mediciones de glucosa durante catorce días. En estos últimos, el paciente, cuando lo desee, puede ver los datos al escanear con un receptor o teléfono móvil sobre el sensor y transferir los valores de glucosa al receptor, móvil, reloj inteligente o incluso a la nube. Estos dispositivos se llaman de escaneo intermitente o flash. Estos equipos permiten compartir los valores de glucemia con otras personas, lo cual puede ser muy útil sobre todo para padres y cuidadores de personas con DM1. Actualmente, los sistemas flash ya disponen de alarmas que avisan de las hipoglucemias, hiperglucemias y los cambios glucémicos rápidos.

¿Qué información proporcionan los sistemas de MCG y cuál es su utilidad? Los dispositivos proporcionan muchos datos y cada vez hacen análisis más completos, de un modo más visual y amigable. El análisis de la lectura debe hacerse sobre una descarga de catorce días seguidos, de los que al menos diez tienen que estar con todas sus horas registradas. Se sabe que, cuanto más tiempo se usa el sistema de MCG, mejor es el control metabólico. Una meta ideal sería usar el sensor el 85 % del tiempo. Los datos que suministran se pueden dividir en cuatro grandes grupos.

En primer lugar, están las estadísticas de la glucosa y objetivos/dianas: i) fechas y número de días en los que el dispositivo está colocado; ii) porcentaje del tiempo, dentro del establecido, que el dispositivo está midiendo; iii) los valores del TIR, TBR y TAR y los tiempos diana establecidos (en porcentajes y horas); iv) el valor medio de todas las mediciones de glucosa, con el objetivo que se estableció; v) el indicador de gestión de glucosa (GMI, por sus siglas en inglés), que nos permite estimar la HbA1c, esto lo hace a partir de la glucosa promedio obtenida con el sistema de MCG, y vi) la variabilidad de la glucosa, que te indica las oscilaciones de la glucosa, al comparar entre varios días y dentro del mismo día. Lo más adecuado es que su valor esté por debajo del 36 %, ya que, cuanto más estable sea la glucemia, mejor es el control metabólico, menores hipo e hiperglucemias sufre el paciente y más fácil es ajustar el tratamiento.

En segundo lugar, tenemos una gráfica de barras vertical y en colores, con el TIR, TBR y TAR en porcentajes.

En tercer lugar, nos muestra lo que se denomina el perfil de glucosa ambulatoria (AGP, por sus siglas en inglés), también se llama gráfica del día modal. Esta información es bastante útil para los pacientes y los profesionales sanitarios, ya que permite conocer cuál ha sido el perfil de la glucosa a lo largo del día, durante los catorce días del registro, en qué momentos del día ha habido hipo e hiperglucemias y por tanto cuándo hay que mejorar el control de la glucemia. Lo que hace es calcular la mediana de los valores de glucemia, de todos los días de registro, y los coloca en un único día. También muestra los valores que están por encima y debajo de la mediana (percentiles 25-75 % y 10-90 %). La información se muestra de un modo muy visual.

Por último y en cuarto lugar, nos permite visualizar el registro diario, que enseña el perfil de la glucosa a lo largo de la jornada de cada uno de los días del registro. Así podemos ver qué ocurrió un día concreto.

Todos estos avances que están experimentando los sistemas de MCG hacen que no solo se usen para complementar a los glucómetros, sino que en los últimos dos años han comenzado a sustituirlos. En este sentido, tanto en Estados Unidos como en Europa, desde hace poco tiempo, hay sistemas de MCG que han recibido la aprobación para su uso como sustitutos de glucómetros a la hora de guiar la dosificación de insulina. Estos sistemas han sido respaldados por varias asociaciones y sociedades científicas, dedicadas al estudio de la diabetes en algunos países del mundo.

¿Quiénes serían los pacientes más beneficiados del uso de los sistemas de MCG? En principio, los pacientes con DM1 y DM2 insulinizados y con objetivos de control glucémico estrictos, ya que son más propensos a sufrir variaciones mayores de la glucemia. Las investigaciones aún no han establecido claramente con qué frecuencia se debe comprobar el TIR. Sin embargo, a muchas personas con diabetes les resultan útiles los resúmenes diarios y semanales, especialmente los datos de variabilidad.

Los métodos de visualización de los datos de los sistemas de MCG continuarán mejorando y se apoyarán en el uso de la inteligencia artificial para identificar los malos momentos glucémicos del día y ofrecer sugerencias para modificar los planes de tratamiento.

La elección del sistema de monitorización de glucosa debe consensuarse con el paciente y suele basarse en sus preferencias. Los pacientes toman las decisiones en función de múltiples criterios. Hay personas que pueden considerar que no necesitan un sistema de MCG porque les resulta estresante estar pendiente de un dispositivo o porque este es muy caro.

3. Las hipoglucemias

Este es uno de los problemas más frecuentes que se asocian al tratamiento farmacológico de la diabetes y es algo que cualquier paciente con diabetes sufre a lo largo de su vida, especialmente aquellos que están con un tratamiento intensivo de insulina, padecen una diabetes de larga duración o tienen neuropatía diabética.

Hace ya una década se definió la hipoglucemia como un episodio puntual de niveles de glucemia particularmente bajos y que puede dañar a la persona que lo sufre. El umbral por debajo del cual los pacientes perciben los síntomas de la hipoglucemia varía y depende de muchas circunstancias. Esto hace que sea difícil establecer un valor de glucemia específico normalizado por debajo del cual se considere que hay una hipoglucemia. No obstante, para los pacientes que tienen un tratamiento con insulina o con fármacos que liberan insulina (fármacos secretagogos) se ha establecido un consenso por el cual se considera hipoglucemia cuando los valores de la glucemia son menores o iguales a 70 mg/dl.

La ADA establece tres grados de hipoglucemias: i) nivel 1, cuando la glucemia es mayor a 54 mg/dl y menor a 70 mg/dl; ii) nivel 2, cuando los valores de glucemias son inferiores a 54 mg/dl, y iii) nivel 3, cuando el paciente tiene una historia clínica propia de afectación del sistema nervioso central (cefalea, visión borrosa, alteración del habla, comportamiento incorrecto, confusión y desorientación, agitación, convulsiones e incluso coma) que requiere una asistencia médica urgente [11].

Los síntomas habituales de la hipoglucemia son temblor, hambre, náuseas, palpitaciones, sudoración, somnolencia y/o confusión mental, visión borrosa, debilidad, dificultad para hablar y comportamiento extraño. Los pacientes perciben los síntomas de un modo diferente. Además, en un mismo paciente el peso de los diferentes síntomas puede cambiar con la evolución de la enfermedad o debido a otras circunstancias. Dada la subjetividad de la sintomatología de la hipoglucemia es muy importante que los pacientes aprendan a identificar cuáles son los síntomas que ellos padecen en sus episodios de hipoglucemia.

Las causas más habituales de hipoglucemia son las siguientes: i) el exceso en la dosis de insulina o su administración en un momento inadecuado; ii) variaciones en la absorción de la insulina; iii) toma incorrecta de fármacos hipoglucemiantes orales; iv) disminución en la ingesta de carbohidratos o periodos de ayuno prolongado; v) aumento del ejercicio físico; vi) consumo de alcohol; vii) problemas hepáticos y/o renales, y viii) la interacción con ciertos fármacos (por ejemplo, aspirina a altas dosis, antiarrítmicos, algunos antidepresivos y antibióticos).

En general, la frecuencia de las hipoglucemias y su gravedad es mayor en personas con DM1 que en pacientes con DM2. Además, a medida que va aumentando el tiempo de evolución de la enfermedad, las hipoglucemias se incrementan.

Con respecto a las hipoglucemias hay dos aspectos relevantes, que son las hipoglucemias que no se detectan (desapercibidas) y las hipoglucemias nocturnas.

En el primer caso, a medida que avanza la enfermedad y se sufren hipoglucemias recurrentes, sobre todo si son de nivel 3, se produce un daño de los mecanismos contrarreguladores que tiene el cuerpo para subir la glucemia. Estos procesos actúan a nivel hormonal y del sistema nervioso autonómo (parte del sistema nervioso que regula de modo automático el funcionamiento de los órganos internos). De hecho, el nivel de glucemia a partir del cual el organismo inicia una respuesta de contrarregulación baja [12]. En las situaciones de hipoglucemias desapercibidas, las personas del entorno del paciente deben estar entrenadas para poder identificar las hipoglucemias y tratarlas. Además, para estos pacientes es importante llevar sistemas MCG, que tienen alarmas que avisan cuando se está produciendo una hipoglucemia.

En las hipoglucemias nocturnas, el episodio de hipoglucemia tiene lugar por la noche mientras se está durmiendo. Es más común en los pacientes insulinizados o con fármacos hipoglucemiantes orales. Aproximadamente el 50 % de las hipoglucemias graves son nocturnas [12]. Además, esta forma de hipoglucemia suele ser más prolongada y asintomática, lo que dificulta su detección. La explicación que se propone para esto es que los mecanismos contrarreguladores de respuesta que tiene el organismo para subir la glucemia están atenuados durante el sueño. Los síntomas que puede presentar son sudoración nocturna, pesadillas y levantarse cansado y con jaqueca. A veces, cuando los mecanismos contrarreguladores funcionan bien, los pacientes presentan hiperglucemia por la mañana (efecto Somogyi). El daño asociado a las hipoglucemias nocturnas probablemente es mayor de lo que se piensa, ya que provoca convulsiones, coma, eventos cardiovasculares (especialmente arritmias) y mayor dificultad para reconocer futuras hipoglucemias. Además, afecta a la calidad de vida, al estado de ánimo y al rendimiento laboral al día siguiente. Si un paciente se despierta con una hipoglucemia nocturna, se trata igual que cualquier hipoglucemia. Para prevenirlas es conveniente medirse la glucemia antes de acostarse y procurar que esté por encima de 108 mg/dl, aunque este valor varía según los pacientes. También es importante limitar el consumo de alcohol por la noche, hacer ejercicio más temprano en la tarde o por la mañana y tomar un refrigerio antes de acostarse.

Las principales complicaciones de las hipoglucemias son el efecto Somogyi ya mencionado, la aparición de accidentes cardiovasculares (anginas, infarto y arritmias), alteraciones neurológicas (deterioro cognitivo, crisis de epilepsia, accidentes cerebrovasculares y daño cerebral localizado), alteraciones psicológicas (episodios de psicosis y alteraciones del comportamiento y la personalidad) y problemas oftalmológicos (hemorragias de la retina y del humor vítreo). Aparte están todos los problemas que pueden ocurrir al tener una hipoglucemia conduciendo, en el trabajo o mientras se realiza ejercicio físico u otras actividades. Finalmente, los pacientes con hipoglucemias repetidas pueden tener problemas de adherencia al tratamiento por miedo a nuevos episodios de hipoglucemias.

El tratamiento de las hipoglucemias agudas se basa en unos algoritmos de decisión. La primera bifurcación en el camino depende de si el paciente está consciente o se encuentra inconsciente u obnubilado. En el primer caso, el paciente debe ingerir entre 15 y 20 gramos de glucosa (entre una y media y dos raciones de hidratos de carbono), que suele venir preparada en un formato de solución, gel o tabletas o una ración de carbohidratos de IG (índice glucémico) alto que equivalga a 15 gramos de glucosa (tres terrones de azúcar, dos sobres de azúcar, 175 ml de zumo o refresco o una cucharada sopera de miel). Tanto si hay mejoría clínica como si no, se mide la glucemia. Si la hipoglucemia continúa, vuelven a administrarse los 15-20 gramos de glucosa. Si el paciente se ha recuperado, se le da un suplemento de carbohidratos (pieza de fruta, un vaso de leche o 30 gramos de pan) para prevenir posibles recaídas. Cuando el paciente se encuentra inconsciente, se administra un vial de 1 miligramo de glucagón (intramuscular o subcutáneo). Hay que tener presente que cuando se ha hecho antes un ejercicio intenso, ha habido un ayuno prolongado o se ha consumido alcohol, el glucagón es menos efectivo. Cuando el paciente se recupere, se le da de comer un suplemento de carbohidratos. En caso de que se esté en un entorno sanitario, lo más adecuado es administrar por vía intravenosa entre 15 y 25 gramos de glucosa. Esta actuación debe ir seguida de la infusión de un suero salino glucosado y/o alimentación.

En la prevención de las hipoglucemias repetidas es clave mejorar la monitorización de la glucemia, ayudar a reconocer los episodios recurrentes de hipoglucemia e identificar a los pacientes con mayor riesgo de sufrir hipoglucemias desapercibidas. También es recomendable revisar todo el tratamiento tras los episodios repetidos, sobre todo si hay hipoglucemias de nivel 3. Por último, los MCG son de gran utilidad para la prevención de las hipoglucemias.

4. Las hiperglucemias

El concepto de hiperglucemia en un paciente con diabetes es difícil de definir si nos atenemos a valores de glucosa sanguínea, ya que no hay un consenso claro, concreto y definido. De hecho, la ADA considera que existe una hiperglucemia cuando los valores de glucosa sanguínea son anormalmente altos. Una forma de verlo podría ser considerar a partir de qué valores de glucemia comienza la sintomatología de la enfermedad. Esto suelen ser valores por encima de los 180 y los 200 mg/dl.

La hiperglucemia en valores altos es una complicación aguda de la diabetes y aparece cuando hay poca cantidad de insulina o el cuerpo no la puede usar correctamente. Su presencia es más frecuente en pacientes con DM1 y en ellos puede alcanzar valores muy elevados (hasta los 500 mg/dl).

Las causas habituales o los factores de riesgo que contribuyen a su aparición son no ponerse suficiente insulina, inyectársela de un modo incorrecto o usar insulina caducada, no tomarse la medicación para controlar la glucemia, no seguir el plan dietético e ingerir demasiados carbohidratos, mantenerse inactivo mucho tiempo, un sobretratamiento de un episodio de hipoglucemia, estar enfermo y/o tener una infección, consumir medicación que sube la glucemia (por ejemplo, corticoides, esteroides, diuréticos o betabloqueantes), sufrir lesiones o tener una cirugía, cambios hormonales, deshidratarse y padecer estrés psicológico y emocional.

Los síntomas más comunes de una hiperglucemia son tener mucha sed, orinar en abundancia, visión borrosa y sentirse muy cansado. Si la hiperglucemia no se trata, el cuerpo puede sufrir cetoacidosis, presencia de cuerpos cetónicos en sangre y/u orina, acidosis metabólica con un pH inferior a 7,3 o niveles bajos de bicarbonato en el suero. En el caso de tener cetoacidosis habrá respiración entrecortada, boca seca, aliento con olor a fruta, náuseas con dolor abdominal, confusión o incluso pérdida de consciencia. En una situación de cetoacidosis hay que actuar porque existe el riesgo de producirse un coma cetoacidótico y la muerte.

La cetoacidosis ocurre con más frecuencia de la que se piensa [13]. Dado que la cetoacidosis se repite en algunos pacientes, los factores de riesgo deben identificarse con el fin de poder prevenirla. Existen factores de riesgo no modificables (bajo nivel socioeconómico, edad temprana, género femenino y etnia) y factores modificables (haber tenido un episodio previo, HbA1c elevada, poco autocontrol, trastornos psiquiátricos, infecciones y una escasa interacción con el equipo sanitario).

El diagnóstico se hace mediante la sintomatología, la presencia de hiperglucemia, cuerpos cetónicos y/o glucosa en orina.

Si los niveles de glucosa no son muy altos y además son transitorios, lo más normal es que no se necesite un tratamiento de urgencia y podría ser suficiente con hacer algo de ejercicio. Si la glucemia continúa subiendo hasta valores por encima de 270 mg/dl, hay que comprobar si hay cuerpos cetónicos en la orina o la sangre. Normalmente, la presencia de cetoacidosis es una causa de ingreso hospitalario. Los objetivos del tratamiento son corregir la hiperglucemia administrando insulina y el trastorno hidroelectrolítico reponiendo líquidos y electrolitos. También es importante revertir, en la medida de lo posible, la causa de la hiperglucemia.

Otra complicación aguda de la hiperglucemia es el estado hiperglucémico e hiperosmolar sin cetosis. Es más frecuente en pacientes con DM2 ancianos. Los niveles de glucemia son muy elevados (superiores a 600 mg/dl) y la concentración de sustancias disueltas en la sangre es muy alta. Además, hay deshidratación, depresión sensorial y signos de deterioro neurológico. El proceso se desarrolla de un modo insidioso, en el curso de días. El tratamiento es muy similar al de la cetoacidosis diabética.

Una situación de hiperglucemia mantenida origina las complicaciones crónicas macro y microvasculares de la diabetes.

5. EL TRATAMIENTO FARMACOLÓGICO DEL CONTROL DE LA GLUCEMIA

Las consideraciones sobre el tratamiento farmacológico de la diabetes son diferentes en pacientes con DM1, con respecto a los que padecen DM2.

El manejo terapéutico de los pacientes no se ciñe solo a conseguir un buen control glucémico, sino que también debe considerar otras comorbilidades como la presión arterial, el perfil lipídico y el riesgo cardiovascular. Además, es necesario tener en cuenta las posibles complicaciones de la enfermedad.

Debido a que los objetivos de control glucémico son individuales, el tratamiento farmacológico para alcanzarlos también lo será. En ese proceso de personalización habrá que valorar: i) la edad, las expectativas y el estilo de vida; ii) preferencias y valores; iii) conocimiento y habilidades para manejar el tratamiento; iv) otras enfermedades que padezca y su tratamiento; v) complicaciones de la diabetes y su tratamiento; vi) frecuencia de hipoglucemias y gravedad; vii) reacciones adversas a los tratamientos, y viii) coste de los medicamentos.

Finalmente, es importante tener claro el nivel de evidencia científica a la hora de decidirse por un tratamiento farmacológico específico.

En este apartado explicaremos unas consideraciones generales sobre el tratamiento farmacológico de la diabetes enfocado hacia el control glucémico de la enfermedad. No se pretende hacer un estudio exhaustivo del tratamiento farmacológico, ya sería muy extenso y motivo de otro libro solo dedicado a este tema.

5. 1. La terapia con insulina en pacientes con diabetes tipo 1

Las personas con DM1 necesitan insulina para regular su glucemia y poder sobrevivir. Como veremos posteriormente, en algunas situaciones los pacientes con DM2 también pueden requerir tratamiento con insulina.

Lo ideal es que el patrón de administración de insulina mantenga la glucemia en el rango fisiológico más normal durante el mayor tiempo posible y permitiendo flexibilidad en cuanto a horarios de comidas y niveles de actividad.

Los regímenes de sustitución de insulina típicos incorporan la administración de insulina basal para regular los niveles de glucosa en sangre durante la noche, en ayunas y entre las comidas, el uso de insulina a la hora de las comidas para cubrir la ingesta de carbohidratos y otros nutrientes y, finalmente, el empleo de insulina para corregir la hiperglucemia cuando sea necesario. Esto se puede hacer con dos patrones de administración: i) múltiples inyecciones subcutáneas diarias de insulina (MDI, por sus siglas en inglés) o ii) sistemas de infusión subcutánea continua de insulina (CSII, por sus siglas en inglés), también conocidos como bombas de insulina.

5. 1. 1. El patrón de múltiples inyecciones de insulina

En el primer caso, el régimen de administración que se ha comprobado más eficaz es suministrar un análogo de insulina basal de acción lenta una vez al día y análogos de insulina de acción rápida o ultrarrápida en las comidas. Un análogo de insulina es una insulina de fabricación sintética diseñada para imitar el patrón natural del cuerpo de liberación y acción de la insulina. Los análogos de acción lenta o prolongada inician su funcionamiento a la hora u hora y media de su administración, alcanzan su máximo efecto en torno a las cinco horas y su duración es de doce a veinticuatro horas. El efecto máximo no es muy elevado y es aplanado o a modo de meseta, durando unas diez horas, a partir de las cuales su acción va decayendo lentamente. Los análogos de acción rápida o ultrarrápida inician su acción entre los cinco y quince minutos de su administración, el efecto pico es de una a dos horas y la duración de su acción es entre cuatro y seis horas. En estas insulinas, su pico de acción es más elevado. Los análogos lentos que se usan en España son glargina, detemir y degludec. Se suelen administrar una vez al día (preferiblemente a la hora de la cena, aunque también puede ser a la del desayuno) y siempre a la misma hora. No obstante, si fuera necesario se pueden inyectar dos veces a día. Los análogos ultrarrápidos que hay en España son faster aspart, aspart, glulisina y lispro. Estas insulinas se administran en régimen de dosis múltiples antes de las comidas principales del día. Las dosis de insulina se ajustan de forma individual dependiendo de las necesidades del paciente. El momento de administración y las dosis dependerá de la ratio insulina/carbohidratos, del factor de sensibilidad de insulina y del objetivo glucémico [13]. En este patrón habitualmente la insulina se administra con plumas o bolígrafos, que los hay desechables (cuando se termina la insulina del cartucho se tira) y reutilizables (tienen un dispositivo que permite cambiar el cartucho al terminarse la insulina). Las plumas tienen un dial para ajustar las unidades de insulina que van a inyectarse. Con respecto a las agujas, lo mejor es que se cambien tras cada uso. Hoy día existen en el mercado plumas inteligentes que guardan información sobre las unidades de insulina administradas y el momento en que se inyectaron. Estas plumas se pueden conectar a través del wifi con las aplicaciones disponibles para el manejo de la diabetes, incluidos los sistemas de MCG. Aunque todavía no existen suficientes estudios, da la impresión de que las plumas inteligentes mejoran el control glucémico porque aumentan la adherencia, al reducir los olvidos u omisiones de dosis [15].

5. 1. 2. *Las bombas de insulina*

Los sistemas CSII o bombas existen desde hace unos cuarenta años, al igual que las plumas. Estos dispositivos permiten administrar insulina de forma continua para mejorar el control glucémico, reducir la variabilidad glucémica y disminuir el número y la gravedad de las hipoglucemias. Las bombas administran análogos de insulina rápida en modo basal a lo largo del día en pequeñas cantidades (microbolos) e insulina rápida o ultrarrápida en bolos a la hora de comer o en respuesta a un pico de hiperglucemia. Las bombas se pueden programar para el patrón basal y ajustarse a las necesidades de cada paciente. Además, disponen de calculadoras de bolos que ayudan a ajustar las dosis a la hora de comer y cuando hay que corregir la glucemia. Esto lo hacen en función de la ratio insulina/carbohidratos, del factor de sensibilidad de insulina y del objetivo glucémico, de tal manera que la bomba recomienda una dosis en bolo al paciente y este la administra a través de la bomba. Hay bombas con las que se puede decidir administrar el bolo de una sola vez o alargarlo durante varias horas.

Hay dos tipos de bombas: las convencionales y las bombas parche. Las bombas convencionales constan de: i) un infusor, que es un dispositivo generalmente del tamaño de un teléfono móvil que contiene en su interior cartuchos con insulina y que programa la administración de insulina y ii) un set de infusión de insulina. El set lleva un catéter o tubo de longitud variable que permite disponer el infusor en diferentes posiciones. En un extremo del catéter hay un cierre de conexión universal con el infusor y en el otro un conector para engancharse a la cánula de teflón que se inserta en el tejido subcutáneo. El set de infusión se debe cambiar cada dos o tres días. En el caso de las bombas parche se adhieren directamente a la piel y no llevan set de infusión, puesto que la insulina se suministra directamente a través de una cánula que está en el dorso de la bomba. Habitualmente, las bombas parche se sustituyen cada tres días, por lo que no son adecuadas para personas que necesitan grandes dosis de insulina. Estas bombas deben llevarse constantemente y se suelen manejar con un mando a distancia que también hay que portar. La elección de un tipo u otro de bomba dependerá de múltiples circunstancias de los pacientes.

En cuanto a la forma de administrar insulina, hay diferentes aproximaciones. Una de las más novedosas y prometedoras son los sistemas de asa cerrada o páncreas artificial, en los que se integran tres componentes: i) la bomba de insulina; ii) el sistema de MCG en tiempo real o sensor de glucosa, y iii) un algoritmo de control. El sistema de MCG va suministrando información sobre los valores de glucemia y el algoritmo de control decide la dosis de insulina tras cada medida y en función de las cifras de glucemia y el objetivo de control glucémico que se haya establecido. Es importante señalar que la automatización en la administración de insulina no es total, por eso los sistemas se denominan híbridos. El paciente debe tomar decisiones y comunicárselas a la bomba en los momentos de las comidas y cuando practique ejercicio. A pesar de esto, supone un salto tecnológico importante.

Las indicaciones de las bombas son estas: i) tener un control metabólico pobre (Hb1Ac mayor del 7 %), a pesar de seguir adecuadamente el régimen MDI; ii) sufrir episodios frecuentes de hipoglucemias graves, nocturnas o desapercibidas; iii) padecer un «fenómeno del alba» importante, que consiste en una hiperglucemia que ocurre al amanecer (entre las cuatro y las ocho de la mañana); iv) tener variabilidad glucémica amplia con independencia de los valores de Hb1Ac; v) llevar retraso en la absorción de nutrientes y vaciamiento del estómago; vi) planificar un embarazo en situaciones en las que no hay un buen control con MDI; vii) necesitar flexibilizar el estilo de vida; viii) poseer requisitos bajos de insulina; ix) ser deportista de competición, y x) utilizarse en la infancia, siempre y cuando los padres estén motivados y colaboren.

Las bombas de insulina tienen numerosas ventajas, entre las que destacan un mejor ajuste a la variación en las necesidades de insulina a lo largo del día. Pueden llevarse a cabo ajustes muy finos en la administración de la insulina haciendo que la precisión de la dosis de insulina sea mayor, por tanto, dan más libertad de horarios y capacidad de elección a la hora de las comidas y de hacer ejercicio, la variabilidad glucémica se maneja más fácilmente en los días en los que se está enfermo, la calidad de vida es mayor, el control metabólico es mejor y el riesgo de hipoglucemias se reduce. Las desventajas de las bombas son tener que llevar continuamente uno o más dispositivos, reacciones dermatológicas e infecciones en el lugar de inserción de la cánula, más la complicación añadida de estar pendiente de los cambios del sistema de infusión, posibles problemas de obstrucción del sistema de infusión, mayor riesgo de desarrollar cetoacidosis si se interrumpe la administración de insulina porque la bomba no funciona bien o la cánula se ha bloqueado o desplazado, su elevado coste, la necesidad de tener ciertas habilidades tecnológicas y lo que se denomina fatiga del dispositivo, originada por el cansancio del uso del equipo, las alarmas y alertas.

La elección de los regímenes de administración de insulina (MDI o bomba) responde a múltiples criterios relacionados con las indicaciones y las ventajas y desventajas señaladas.

5. 2. El tratamiento farmacológico de la diabetes tipo 2

El tratamiento farmacológico de la DM2 se inicia cuando los cambios en el estilo de vida no consiguen los objetivos de control glucémico que se han establecido. Es importante que el tratamiento sea lo más personalizado posible, lo cual supone ajustar la intervención clínica a cada paciente, considerando múltiples factores que se han indicado al principio de este apartado. Además, se puede abordar desde dos grandes perspectivas: i) centrado en el control glucémico y ii) una aproximación basada en las complicaciones de la enfermedad y comorbilidades que tenga el paciente. Esta segunda propuesta se formuló por primera vez hace algunos años y cada vez va ganando más fuerza.

Afortunadamente, los avances en investigación contribuyen a la aparición constante de nuevos fármacos para regular la glucemia. Además, estos fármacos se pueden combinar en terapias duales (dos fármacos) o terapias triples (tres fármacos). Junto con todo esto, en caso de que sea necesario, a los pacientes se les puede añadir insulina o intensificar la administración de esta. Todos estos elementos configuran un amplio abanico de posibilidades a la hora de diseñar un programa de tratamiento farmacológico de la DM2, que por otro lado debe ir modificándose con la evolución de la enfermedad. Para ayudar en la elección del tratamiento, al final de la primera década del presente siglo empezaron a aparecer algoritmos de decisión para el manejo de la DM2. Los primeros algoritmos se basaban únicamente en el control glucémico. La segunda generación de algoritmos incorporó las situaciones de obesidad/sobrepeso, dislipidemia e hipertensión. La última revisión de los algoritmos tuvo lugar en 2023 e incorpora nuevos principios en el tratamiento de la diabetes, ya que refleja los objetivos de control glucémico, la enfermedad cardiovascular aterosclerótica, la insuficiencia cardiaca congestiva, la enfermedad renal, el sobrepeso/obesidad y la enfermedad metabólica asociada al hígado graso [16]. Esta actualización presenta varios tipos de algoritmos: i) modelo que gira en torno a las complicaciones de pacientes con sobrepeso/obesidad; ii) centrado en la prediabetes; iii) basado en la reducción del riesgo de la enfermedad cardiovascular; iv) enfocado en la disminución del riesgo de hipertensión; v) en torno a las complicaciones de la enfermedad; vi) basados en los objetivos glucémicos, y vii) apoyado en la administración de insulina o la intensificación de su uso.

En cada uno de esos algoritmos se indican los fármacos de elección, las combinaciones de terapia y la necesidad de usar insulina en función de aspectos diversos. Además, se contempla la secuencia en la utilización de los distintos fármacos y las posibles combinaciones según la evolución de la enfermedad. Así pues, como puede verse las opciones son muy numerosas y las decisiones a veces resultan complicadas. Sin duda, el empleo de las técnicas de inteligencia artificial será de gran ayuda a la hora de prescribir un tratamiento farmacológico para pacientes con DM2.

Otra opción que se emplea es la de los escalones terapéuticos. Son pasos o niveles progresivos de intervenciones en el tratamiento que se van poniendo en marcha para conseguir el control glucémico. Cada escalón supone añadir intervenciones y se van adaptando según la respuesta del paciente a los escalones previos y a la evolución de la enfermedad. Estos escalones, por orden sucesivo, son los siguientes: i) cambios en el estilo de vida; ii) monoterapia oral con metformina; iii) terapia dual, es decir, cuando la metformina no es suficiente se añade otro grupo de fármacos; iv) terapia triple, si no se consigue el control glucémico con dos fármacos se puede añadir un tercer medicamento; v) en caso de que no sea suficiente con las actuaciones anteriores o la enfermedad esté avanzada, se inicia la terapia con insulina, que en un principio puede ser solo insulina basal, y vi) si todo lo anterior no consigue un buen control de la enfermedad, se pasa a una terapia intensiva con insulina y/o el uso de otros medicamentos inyectables denominados agonistas del receptor del péptido similares al glucagón-1 (GLP-1).

Sea como fuere, todas las opciones terapéuticas para el control glucémico pasan por elegir entre siete grupos de fármacos, más insulina si fuera necesario. Cada grupo de medicamentos tiene un mecanismo de acción común, así como unas ventajas y unos riesgos.

El primer grupo de fármacos son las biguanidas. La más conocida es la metformina. Actúa fundamentalmente disminuyendo la producción hepática de glucosa y haciendo que el músculo capte más glucosa. Además, no produce aumento de peso, mejora el perfil lipídico, no causa hipoglucemias y reduce el riesgo cardiovascular. Es el primer medicamento que se pauta cuando los cambios en el estilo de vida no son suficientes.

El segundo grupo de medicamentos son los secretagogos. Estos fármacos actúan sobre las células beta estimulando la liberación de insulina, por lo tanto, es necesario que haya una reserva de células beta sobre la que puedan actuar. Los dos tipos de fármacos de este grupo son las sulfonilureas y las glinidas. Ambos se usan en pacientes con DM2 no obesos, en pacientes que no toleren bien la metformina y que no tengan un riesgo alto de hipoglucemias, ya que pueden provocarlas. La diferencia es que las glinidas tienen una acción corta y rápida, por lo que actúan bien en la primera fase de secreción de insulina y por tanto son buenas para el control de los picos de glucemia posprandiales. Además, como su eliminación por el riñón es escasa, se pueden utilizar en cualquier estadio de la enfermedad renal crónica.

El tercer grupo son las tiazolidinedionas, también llamadas glitazonas. Actúan sobre los receptores activados por el proliferador de peroxisomas gamma, que se encuentran en el tejido adiposo, con lo que aumentan la sensibilidad a la insulina y consiguen incrementar la entrada de glucosa en los tejidos. Como no tienen los efectos de los secretagogos, no producen hipoglucemias. También mejoran el perfil lipídico y el hígado graso. Los problemas fundamentales que tienen es que aumentan el peso, pueden producir edemas y amplían el riesgo de fracturas. El único principio activo de este grupo es la pioglitazona.

A continuación y en cuarto lugar, tenemos los inhibidores de la alfa-glucosidasa. Los dos principios activos son la acarbosa y el miglitol. Reducen la absorción de carbohidratos en el intestino delgado, disminuyendo la glucemia posprandial. No producen hipoglucemias o aumento de peso. Debido a sus efectos secundarios intestinales (flatulencia, gases y diarreas) y a que se tienen que tomar antes de cada comida se usan poco.

Después y en quinto lugar, se encuentran los inhibidores de la dipeptidil peptidasa-4 (DPP-4, por sus siglas en inglés), también conocidos como gliptinas. La DPP-4 es una enzima que degrada a las incretinas, que son unas hormonas secretadas por el intestino en respuesta a la comida. Las dos incretinas más conocidas son el GLP-1 y el GIP. Las incretinas promueven la liberación de insulina por las células beta, disminuyen la secreción de glucagón y retrasan el vaciamiento del estómago. Los pacientes con DM2 tienen una reducción del efecto de las incretinas. Estos fármacos lo que hacen es inhibir a la enzima que degrada las incretinas, por lo que indirectamente estimulan la secreción de insulina. Ayudan a regular la glucemia en ayunas y posprandial. No presentan efectos adversos importantes.

El sexto grupo son los agonistas del receptor GLP-1. Lo que hacen es que se unen al receptor del GLP-1 y mimetizan sus acciones. Además de tener las mismas actuaciones que el GLP-1 se ha visto que reducen el apetito, por lo que a sus efectos sobre el control glucémico se le une la pérdida de peso. También generan efectos protectores cardiovasculares y de mejora de la función cardiaca. Actualmente existen en el mercado nueve principios activos. Casi todos se administran con inyección subcutánea. Los hay de vida media corta y administración diaria y de vida media larga e inyección semanal.

El último y séptimo grupo son los inhibidores selectivos y reversibles del cotransportador de sodio y glucosa de tipo 2 (iSGLT2, por sus siglas en inglés). También reciben el nombre de gliflozinas. Los SGLT2 son proteínas transportadoras que se encuentran en los túbulos contorneados proximales de la nefrona, que es la estructura básica responsable del funcionamiento del riñón. La función de los SGLT2 es reabsorber sodio y glucosa para que no se pierdan por la orina. Al inhibirlos, se aumenta la liberación de glucosa por la orina y disminuye la glucemia. Estos fármacos no producen hipoglucemias, reducen el peso corporal, la presión arterial y mejoran el perfil lipídico. También se ha visto que enlentecen la progresión de la enfermedad renal y tienen beneficios cardiovasculares. Los efectos secundarios se producen a nivel gastrointestinal.

Como ya hemos visto, la cantidad de fármacos disponible es grande y los criterios de las pautas terapéuticas responden a algoritmos de decisión que están en constante evolución según avanza la evidencia científica. Finalmente, es importante volver a remarcar que las decisiones sobre el tratamiento deben estar basadas en el paciente.

8

LA IMPORTANCIA DE UNA BUENA ALIMENTACIÓN

1. Introducción

Seguir una dieta adecuada es esencial en el cuidado de la diabetes y el control de la enfermedad. De hecho, un patrón dietético inadecuado está en la base de la aparición de la DM2.

Los objetivos de la dieta en las personas con diabetes son estos: i) conseguir un estado nutricional adecuado; ii) mantener la glucemia el mayor tiempo posible dentro del TIR; iii) disminuir las hipo e hiperglucemias; iv) tener un perfil lipídico correcto; v) regular la tensión arterial; vi) ayudar a tener un peso corporal adecuado, y vii) retrasar la aparición de las complicaciones o mejorar su curso. En el caso de niños y adolescentes se suma el permitir un desarrollo y un crecimiento adecuados. Esto último es importante porque a menudo nos centramos demasiado en el control de la glucosa, especialmente en los primeros meses tras el diagnóstico, y podemos olvidar la necesidad de seguir una alimentación saludable.

En el pasado, las dietas que se recomendaban para los pacientes con diabetes eran restrictivas y disminuían bastante los alimentos que contenían azúcares. Hoy en día, no hay evidencias claras de que estas dietas mejoren el control metabólico de la diabetes y por tanto su evolución.

Los consensos actuales sugieren que no existe una dieta específica para las personas con diabetes. Esto significa que pueden comer de todo, siempre y cuando sigan las recomendaciones de una dieta moderada, equilibrada y variada. Algo que por otro lado debería hacer cualquier persona para mantenerse saludable. Por lo tanto, la alimentación de un paciente con diabetes no debe diferir mucho de la de cualquier persona que desee mantenerse sana. Así pues, las recomendaciones nutricionales saludables para la población general son las que debe seguir el paciente con diabetes, aunque con algunas peculiaridades.

Además, la dieta tiene que considerar los gustos de la persona, su estilo de vida y le debe permitir llevar una vida social activa.

Por tanto, el plan de alimentación de los pacientes con diabetes debe ser rico en nutrientes, bajo en calorías y grasas de origen animal, con un aporte adecuado de proteínas, un consumo limitado de carbohidratos (sobre todo los de absorción rápida), abundante en alimentos naturales, tiene que huir de las comidas ultraprocesadas y tener un consumo de alcohol lo más bajo posible.

Los alimentos ultraprocesados tienen: i) gran cantidad de calorías en poco alimento; ii) son ricos en azúcares, grasas saturadas y sal; iii) son pobres en fibra, proteínas y minerales, y iv) llevan muchos aditivos.

Los alimentos claves de la dieta serían las frutas, las verduras, las legumbres, los granos integrales y el pescado.

No obstante, hay una serie de pautas a las que los pacientes con diabetes deben prestar un poco más de atención. Tienen que vigilar la cantidad y el tipo de carbohidratos. También es recomendable hacer al menos tres o cuatro comidas al día y no saltarse ninguna. Además, hay que tratar de mantener un horario regular de comidas y planificar los menús. Por último, el patrón de alimentación debe ser lo más individualizado posible.

Siempre que se pretende adoptar una dieta hay que considerar que las personas tenemos una relación muy estrecha con nuestra forma de comer. El comportamiento alimentario de las personas está enraizado en nuestro orden personal, familiar, social y cultural. Es prácticamente imposible cambiar nuestra forma de comer y mantener un nuevo estilo dietético sin tener en cuenta estas consideraciones. Si no lo hacemos, seguro que fracasaremos. Es fundamental adaptar la dieta a las capacidades reales de adherencia de cada paciente.

¿Hay diferencias en la alimentación entre pacientes con DM1 y DM2? En general las recomendaciones nutricionales y dietéticas son las mismas. Lo que pasa es que los pacientes que estén tomando fármacos que aumenten la secreción de insulina o se administren insulina tienen que llevar un control más estricto.

Finalmente, dado que la alimentación es primordial en el tratamiento de la diabetes, es necesario que las personas con diabetes reciban educación nutricional y dietética, para que tengan conocimientos, habilidades, actitudes y comportamientos que permitan adaptar y mejorar sus hábitos alimentarios. Esto significa saber lo que son los macro y micronutrientes y cuáles son sus requerimientos, conocer cómo calcular las necesidades calóricas de una persona y cómo llegar a ellas a través de la alimentación, entender lo que es una alimentación saludable, variada y equilibrada, tener recursos para diseñar menús, saber lo que es una ración y cuál es su tamaño adecuado, conocer conceptos como índice glucémico, conteo de carbohidratos, intercambios de raciones y entender bien las etiquetas de los alimentos.

2. Algunos conceptos para tener en cuenta a la hora de diseñar una dieta

La glucemia se ve afectada por múltiples factores y la alimentación es uno de las más importantes. El tipo de alimentos que comemos, la cantidad, la frecuencia y el momento en que lo hacemos inciden sobre los niveles circulantes de glucosa. De todos los alimentos, los carbohidratos son los que tienen el mayor impacto directo en la glucemia.

Hay una serie de conceptos nutricionales sobre los carbohidratos que resulta útil conocer, ya que ayudan a que un paciente con diabetes diseñe una dieta, particularmente si está insulinizado o tomando fármacos que aumentan la liberación de insulina. Se trata de términos como índice glucémico, carga glucémica y contaje de carbohidratos.

2. 1. Índice glucémico (IG)

No todos los carbohidratos que comemos se digieren y absorben igual y, por tanto, afectan a la glucemia de diferentes formas. Una manera de medir esto es mediante el índice glucémico (IG).

Este parámetro nos permite conocer la rapidez con la que un alimento eleva la glucemia. Un índice alto indica que el alimento se digiere y se absorbe rápido y sube la glucemia pronto. El valor del IG va de 0 a 100. La puntuación máxima la tiene la glucosa y todos los alimentos se comparan con ella. Los alimentos con un IG alto tienen un valor mayor de 70 (pan blanco, arroz blanco, puré de patatas, melón o miel). Un IG moderado oscila entre 56-69 (arroz integral, plátanos o cereales del desayuno). El IG bajo es inferior a 55 (verduras, frutos secos, la mayoría de las frutas o las legumbres). Lo común es que cuanto más procesado sea un alimento, mayor sea su IG, y cuanta más fibra o grasa tenga, menor sea su IG.

En general, se ha demostrado que seguir dietas con carbohidratos de bajo IG ayuda a controlar la glucemia en pacientes con DM2. Concretamente reduce la HbA1c y la glucemia en ayunas y después de comer, pero no mejora los niveles circulantes de insulina en ayunas ni la resistencia a la insulina [1]. En pacientes con DM1 hay menos evidencia de que esto sea así y no hay suficiente nivel de certeza científica para hacer una recomendación práctica en este sentido [2]. En cualquier caso, el consumo de carbohidratos con un IG bajo ayuda a mantener el peso corporal, mejora el perfil lipídico, reduce las necesidades de insulina y aumenta la calidad de la dieta.

No son todo ventajas para el IG, sino que también plantea una serie de problemas: i) es difícil calcular el IG de una comida que contiene varios alimentos en un mismo plato (por ejemplo, una paella); ii) la forma de cocinar los alimentos modifica su IG; iii) existen factores fisiológicos personales que pueden cambiar el IG, y iv) no tiene en cuenta la calidad nutricional de los alimentos. Por ejemplo, un alimento puede poseer un IG bajo y contener muchas calorías, azúcares o grasas saturadas.

Existen tablas en las que se proporciona el IG de diferentes alimentos. Estas tablas tienen la limitación de que el valor de IG que proporcionan es para el alimento consumido solo, pero solemos comerlos combinados.

Así pues, el índice glucémico es una herramienta más que considerar cuando se van a realizar dietas y especialmente para planificar los tentempiés, pero no es conveniente darle una importancia excesiva.

2. 2. Carga glucémica (CG)

Un paciente con diabetes, además de conocer la rapidez con la que elevan la glucemia los carbohidratos, necesita saber también cuánto la pueden subir. Este segundo dato lo aporta la carga glucémica (CG). De hecho, esta medida da una información más exacta y real de cómo impactan los alimentos que ingerimos en la glucemia.

La CG considera el IG y también el contenido de carbohidratos del alimento. Para calcular la CG hay que dividir el IG entre 100 y multiplicar el resultado por los gramos de carbohidratos que tenga la ración de alimento que vayamos a consumir. Por lo tanto, la CG tiene en cuenta la velocidad de subida de la glucemia y cuánto la sube.

Algunos nutricionistas y dietistas creen que los pacientes con diabetes deben prestar atención a ambos conceptos para evitar las subidas repentinas de glucemia. En cambio, otros piensan que estos no son capaces de dibujar un cuadro completo de lo que ocurre realmente y solo añaden más complejidad a la hora de planificar un menú. Por ejemplo, un dátil tiene un IG bajo, pero como su cantidad de carbohidratos es elevada su CG es alta. En cambio, la sandía tiene un IG alto, pero su CG es baja porque aporta pocos carbohidratos.

Actualmente se sabe que la cantidad de carbohidratos que comemos tiene un impacto mayor sobre la glucemia que el IG por sí solo. Por ejemplo, la pasta tiene un IG más bajo que la sandía, pero posee más carbohidratos, por lo que, si se ingieren cantidades similares de esos dos alimentos, la pasta aumentará más la glucemia posprandial.

Así pues, es fundamental estimar bien la cantidad de carbohidratos que tiene la ración de alimento que se va a comer y posteriormente se pueden elegir alternativas de IG bajo.

2. 3. El concepto de ración y el sistema de intercambio de raciones

El método de las raciones permite conocer la cantidad de hidratos de carbono que contiene un determinado alimento y hacer intercambios entre los diferentes alimentos. La idea es poder cambiar alimentos en función de los hidratos de carbono que contengan y de esta forma facilitar la realización de una dieta. Para ello se establece la noción de ración, que es la cantidad de alimento comestible que suministra 10 gramos de hidratos de carbono. Este concepto también se puede extender a la cantidad de alimentos que tenemos que tomar para que nos aporten 10 gramos de grasas o de proteínas.

En este sistema es importante saber la cantidad de hidratos de carbono que hay en un alimento y buscar su equivalencia en cualquier otro. Por ejemplo, 28 gramos de arroz hervido aportan 10 gramos de carbohidratos. Un plato mediano de arroz son 160 gramos, lo que equivale a cuatro raciones de carbohidratos. Por otro lado, 45 gramos de pasta hervida aportan 10 gramos de carbohidratos. Un plato mediano de pasta son 180 gramos, lo que equivale a cuatro raciones de carbohidratos.

El plan de alimentación por raciones clasifica los alimentos en seis grupos según su nutriente mayoritario y a cada uno de estos se le asigna el término de ración. Los grupos son lácteos, harinas (pan, patatas, pastas, arroz, cereales y legumbres), frutas, verduras y ensaladas, alimentos proteicos (carnes, quesos, pescados y huevos) y grasas (aceites, mantequillas, margarinas, manteca de cerdo y frutos secos).

Existen listas de intercambios equivalentes de los alimentos que componen cada grupo y de aquellos que están dentro de cada grupo y que se pueden intercambiar. Volviendo al ejemplo anterior, se puede intercambiar en una comida 28 gramos de arroz hervido por 45 gramos de pasta hervida.

La planificación de la dieta por este sistema aporta flexibilidad a la hora de planificar un menú. No obstante, a veces resulta de difícil compresión, ya que la idea de ración es un concepto abstracto.

Otra opción que permite mantener una equivalencia de carbohidratos sin tener que usar la ración es el método del plato. Aquí se trabaja con volúmenes, que es una noción más fácil de asimilar. Consiste en usar un plato de unos veintitrés centímetros de diámetro y dividirlo en cuatro partes: i) la mitad del plato se llenaría con verduras y hortalizas, que tienen poca cantidad de carbohidratos; ii) una cuarta parte del plato llevaría alimentos ricos en hidratos de carbono (arroz, pasta, patatas o legumbres), y iii) la otra cuarta parte contendría alimentos ricos en proteínas (carne, pescado y huevos).

Todas estas herramientas deben utilizarse dentro del contexto de una dieta variada, saludable y equilibrada. Su empleo correcto ayuda al diseño de los menús y trata de evitar cambios bruscos en la glucemia tras las comidas.

También es recomendable llevar un registro de alimentos para mantener un seguimiento de la ingesta de carbohidratos. Además, el registro permite obtener información adicional sobre los hábitos alimentarios. Se puede comenzar con un seguimiento de tres días, apuntando todos los alimentos y las bebidas consumidos, junto con los tamaños de las porciones. La información que proporcione el registro dietético seguramente ayudará a realizar ajustes en el menú diario.

3. Recomendaciones dietéticas para el manejo de la DM2

Ya sabemos que para un correcto tratamiento de la DM2 son necesarios programas estructurados de cambios en el estilo de vida, que incidan en una buena educación dietética y en la realización de ejercicio físico. El objetivo es que los pacientes con DM2 puedan empoderarse para ser capaces de manejar la enfermedad.

Se estima que una estrategia nutricional adecuada es esencial para un buen control metabólico de la enfermedad, retrasar la aparición de las complicaciones y mejorar la calidad y esperanza de vida [3, 4].

El tratamiento nutricional de los pacientes debe tener en cuenta su etapa de la vida, el estado nutricional, las costumbres alimentarias, las características individuales, los aspectos socioculturales, su situación económica, el perfil metabólico, su tratamiento farmacológico, el ejercicio físico que practica y otros factores. Si se consideran todas estas circunstancias, el éxito y la adherencia a la dieta serán más elevados.

Hay evidencias clínicas que apoyan la necesidad de la utilización de programas de alimentación personalizados para los pacientes [5].

Los objetivos generales de las recomendaciones dietéticas se explicaron al principio de la introducción. Para ello se recomienda a los pacientes con DM2 y también a la población general seguir una alimentación rica en frutas, verduras, granos enteros, legumbres, frutos secos y pescados. Esto debe ir acompañado de una reducción en la ingesta de alimentos refinados y ultraprocesados, alimentos y bebidas azucaradas, lácteos, carne y alcohol.

Sin embargo, el «Ensayo clínico de respuestas personalizadas a la composición dietética» ha comprobado que, tras la ingesta de una misma comida, los pacientes tienen respuestas variables en la glucemia, insulinemia y triglicéridos circulantes [6]. Esto se debe a las diferencias genéticas, de estilo de vida, de microbiota y clínicas. No olvidemos que la DM2 es una enfermedad heterogénea. Así pues, la mayoría de las recomendaciones clínicas sugieren hábitos dietéticos saludables, flexibles y adaptados a las circunstancias personales de los pacientes, en los que la nutrición personalizada vaya ganando peso, pero basados en las recomendaciones generales del párrafo anterior.

Es conveniente señalar que hay una avalancha de información nutricional disponible en internet y redes sociales de calidad variable, que crea controversia sobre cuáles serían las mejores recomendaciones y que pueden confundir tanto a las personas con diabetes como incluso a los profesionales sanitarios.

A la hora de dar consejos dietéticos a los pacientes, se puede hacer en varios ámbitos: i) macronutrientes (hidratos de carbono, proteínas y grasas) y micronutrientes (vitaminas y minerales); ii) alimentos, y iii) patrones dietéticos.

Actualmente se sabe que no existe una estrategia nutricional ni un porcentaje ideal de calorías procedentes de los macro y micronutrientes específico para todos los pacientes con DM2 y que lo apropiado es una individualización según los patrones de preferencias y los objetivos metabólicos de cada paciente. El planteamiento debe incluir una prescripción dietética personalizada sobre la ingesta de hidratos de carbono, los horarios de las comidas, las raciones y la elección de alimentos del paciente [3, 4].

Por otro lado, el último consenso del Grupo de Estudio en Diabetes y Nutrición (DNSG, por sus siglas en inglés) y de la Sociedad Europea para el Estudio de la Diabetes (EASD, por sus siglas en inglés) señala que hay un amplio rango de alimentos y dietas que son adecuados para el manejo nutricional de la DM2. Además, insisten en que las recomendaciones que se ofrecen para las personas que viven con DM2 son las que también debería seguir la población general [3].

El consenso del DNSG aborda diferentes aspectos dietéticos que comentaremos a continuación y sobre los cuales existe una evidencia científica alta.

3.1. Control del peso corporal y de la ingesta de energía

En las personas con sobrepeso y obesidad, la pérdida de peso es esencial para asegurar un buen control metabólico. Para perder peso hay que aumentar la actividad física y seguir dietas hipocalóricas. Existen varios tipos de estas dietas y todas son adecuadas, siempre y cuando sean saludables, variadas, completas y aporten todos los nutrientes necesarios. Lo ideal es que estas dietas estén revisadas por un profesional sanitario. El empleo de suplementos nutricionales o sustitutos de comidas de fórmula completa y bajos en energía podrían estar indicados y ayudan a perder peso o mantener el que se ha perdido. Las dietas extremas altas en carbohidratos o muy bajas en ellos (dietas cetogénicas) no son recomendables para perder peso.

3.2. Aspectos relevantes del consumo de carbohidratos

Las recomendaciones para el consumo de carbohidratos es que se debe huir de los alimentos procesados y ricos en azúcares simples. Existe un amplio rango de carbohidratos que se pueden comer. Estos deben ser hidratos de carbono ricos en fibra y pobres en grasas saturadas y sal. El consumo de carbohidratos de bajo índice glucémico y de baja carga glucémica puede ser recomendable, siempre y cuando no sean procesados y aporten una cantidad de fibra adecuada. Se debe tomar la menor cantidad posible de azúcares simples y en cualquier caso no deben sumar más del 10 % de nuestra ingesta energética total.

Los edulcorantes se deben usar con moderación. Hay dos tipos de edulcorantes: i) calóricos o nutritivos y ii) acalóricos o no nutritivos. Los primeros son los polioles (sorbitol/E420, manitol/E421, maltitol/E965, lactitol/E966 y xilitol/E967) que se me-

tabolizan en el hígado, son fuentes de energía y suben la glucemia. Además, está también la fructosa. Los segundos son
acesulfamo-K (E950), aspartamo (E951), ciclamato (E952), saca-
rina (E954), sucralosa (E955) y estevia (E960). No aportan energía ni modifican la glucemia. En los últimos años están apareciendo estudios que cuestionan el uso de edulcorantes. Hay
investigaciones que demuestran que pueden afectar la absorción
de la glucosa, la liberación de insulina y de otras hormonas que
regulan la glucemia y que modifican la microbiota [7]. Incluso
hay un estudio que sugiere que su consumo puede aumentar el
riesgo de padecer DM2 [8]. Sea como fuere y dada la evidencia
que se va acumulando sobre sus posibles efectos perjudiciales, lo
mejor es consumirlos con moderación.

3. 3. Consideraciones sobre la ingesta de grasas

La ingesta de grasas no debe superar el 30 % de la ingesta energética total y es conveniente reducir al máximo la de grasas saturadas y grasas trans (menos del 1 % de la ingesta energética total).

Las grasas trans o hidrogenadas son ácidos grasos insaturados
que se modifican químicamente para que se puedan mantener en
estado sólido a temperatura ambiente. Además, son menos propensas al enranciamiento oxidativo. Al ser más estables se utilizan mucho en la industria alimentaria, en especial en la de los
alimentos procesados. Hay algunos alimentos como las carnes, la
leche y derivados que los contienen en cantidades pequeñas.

Las recomendaciones son ingerir grasas monoinsaturadas de
origen vegetal y grasas polinsaturadas de origen vegetal y presentes en el pescado. Dentro de las grasas polinsaturadas se aconse-
jan las que tienen ácidos grasos omega-3 y con una mayor cantidad de omega-6.

Aparte de los estudios que sugieren que estas grasas bajan la glucemia en ayunas, la HbA1c y mejoran la resistencia a la insulina, también tienen efectos beneficiosos sobre el perfil lipídico, la enfermedad de hígado graso metabólica y a nivel cardiovascular [9].

La forma de conseguir esto es usando aceite de oliva, de girasol, de canola, de soja o de lino, comiendo semillas, nueces, aguacates y pescado azul y limitando el consumo de aceite de coco, aceite de palma, mantequillas y margarinas. También es importante reducir la ingesta de productos precocinados, bollería y repostería industrial, rica en grasas saturadas y trans.

3. 4. Recomendaciones de ingesta de proteínas

Para este macronutriente, las opiniones siempre han sido extremas. El consumo elevado de proteínas (por encima del 20 % de la ingesta energética total) no es recomendable porque no hay estudios de sus efectos a largo plazo en la población con DM2. En el otro extremo, se desaconsejan las dietas con proteínas inferiores al 10 % de la ingesta calórica total, por el riesgo que hay de sufrir un déficit proteico y una pérdida de masa muscular, especialmente en pacientes mayores de sesenta y cinco años. De hecho, en las personas mayores de sesenta y cinco años, la ingesta de proteínas debe ser un poco más elevada.

En pacientes con DM2 y que tienen una nefropatía moderada o severa se aconseja la reducción del consumo de proteínas, que debe estar entre el 10 y el 15 % de la ingesta calórica total, aunque no queda claro que las dietas ricas en proteínas deterioren la función renal de pacientes con diabetes, pero en este sentido es mejor actuar con moderación [3].

3. 5. La aproximación dietética basada en los alimentos

En el caso de los alimentos, el DNSG vuelve a adoptar las recomendaciones ya indicadas al principio del tercer apartado y que como hemos explicado en varias ocasiones también son útiles para la población general.

Este tipo de alimentación mejora el peso corporal, ayuda a un buen control metabólico de la diabetes, optimiza el perfil lipídico y reduce las enfermedades cardiovasculares.

3. 6. Los diferentes patrones dietéticos y las dietas terapéuticas

Las dietas más adecuadas son las que se basan en el consumo de los alimentos señalados, como es el caso de la dieta mediterránea, la nórdica y la vegetariana.

La dieta mediterránea tiene efectos positivos sobre el control glucémico, reduciendo los niveles de HbA1c, a la vez que ayuda a controlar el peso, mejora el perfil lipídico y reduce el riesgo cardiovascular [10].

La dieta nórdica es común en los países del norte de Europa. Consiste en el consumo preferente de frutas, verduras, cereales integrales, bayas silvestres, legumbres, pescado azul, huevos y aceite de colza. Además, tiene una ingesta baja de carne, alimentos con grasas saturadas, procesados, dulces y bebidas azucaradas. No hay estudios específicos en pacientes con DM2, pero sí en personas con riesgo de sufrir enfermedades metabólicas. Se ha demostrado que mejora el perfil lipídico, reduce la hipertensión, el peso corporal, el IMC y la resistencia a la insulina. Todo esto conduce a una disminución del riesgo cardiovascular.

Se ha probado que la dieta vegetariana disminuye la glucemia en ayunas, la HbA1c, el peso corporal, el IMC, el perímetro de la cintura y mejora el perfil lipídico en pacientes con diabetes [11].

Las dietas terapéuticas son las que se recomiendan a los pacientes para tratar enfermedades relacionadas con una alimentación incorrecta. Una de las más conocidas es la dieta para parar la hipertensión (DASH). Se basa en consumir frutas, verduras, lácteos semidesnatados y desnatados, cereales integrales, nueces, legumbres y limitar el consumo de carne, alimentos procesados, dulces y bebidas azucaradas. En pacientes con riesgo de enfermedades metabólicas en general, pero no específicamente con diabetes, se demostró que mejoraba el perfil lipídico y reducía la insulina en ayunas, la HbA1c y el peso corporal [12].

3. 7. El consumo de alcohol

El consumo de alcohol debe reducirse al máximo en cualquier persona, por sus efectos perjudiciales sobre la salud. En el caso de las personas con diabetes existe la complicación añadida del riesgo de hipoglucemias.

Ya sabemos que el hígado es capaz de producir glucosa a partir de las reservas de glucógeno y liberarla al torrente sanguíneo. Cuando se consume alcohol, la producción de glucosa por el hígado disminuye e incluso se bloquea, lo que conlleva un mayor riesgo de hipoglucemia. Para empeorar las cosas, la liberación de hormonas que se produce en situaciones de hipoglucemia para luchar contra ella también se ve disminuida. Puesto que el alcohol se metaboliza lentamente, la hipoglucemia puede aparecer varias horas después de su consumo. Esto nos lleva a adoptar una serie de precauciones si se va a ingerir alcohol: i) informar a las personas con las que se está; ii) comer siempre algo; iii) tener en mente que si se

ha consumido alcohol por la noche existe un riesgo de hipoglucemia al final de esta; iv) conocer que el riesgo de hipoglucemia puede ser mayor si se ha hecho ejercicio, y v) entender que el glucagón
puede ser menos efectivo para corregir la hipoglucemia.

Para los pacientes seguir un plan de alimentación adecuado
para controlar su diabetes a veces puede ser complicado de gestionar. Hay que tener en cuenta, entre otras cosas, la cantidad de calorías y de carbohidratos de los alimentos, el tamaño de las raciones, la hora de las comidas y todo esto siguiendo una alimentación
de calidad y variada. Por lo tanto, hay una dificultad inherente que
añade estrés y ansiedad y que hace que a veces se abandonen estas
rutinas en favor de comidas que son más apetecibles. Es necesario
empoderar a los pacientes con conocimientos prácticos y aplicables, con competencias, aptitudes y habilidades que les sirvan
como herramientas para ello.

Las personas que viven con diabetes deben poder seguir la
dieta que más se ajuste a los objetivos de su tratamiento, pero
también a sus valores y preferencias. Asimismo, hay que tener en
cuenta las normas personales, morales, sociales y culturales de los
pacientes. Aparte hay otras cuestiones como el coste de los alimentos, la facilidad para comprarlos, las habilidades culinarias o
el tiempo disponible para cocinar.

Hay que intentar que el diseño del menú plantee las menores
barreras posibles, porque, al ser la diabetes una enfermedad crónica, una buena adherencia a la dieta es muy importante, pero
también resulta lo más complicado de conseguir.

4. ¿QUÉ HACER CUANDO SE PADECE DM1?

A veces cuando los pacientes reciben el diagnóstico de DM1 pueden llegar a pensar que tienen que cambiar su alimentación de un

modo drástico. Ya hemos explicado que la dieta de una persona con diabetes es similar a la de cualquiera que quiera seguir una alimentación variada, equilibrada y completa. Por lo tanto, no debe cundir el desánimo. No obstante, los pacientes con DM1 deben seguir unas recomendaciones específicas para poder ajustar las dosis de insulina. Otra cuestión importante es que la DM1 se diagnostica fundamentalmente en las dos primeras décadas de la vida, por lo que se está considerando en gran medida a una población infantil, adolescente y de adultos jóvenes.

Un primer aspecto es entender que las necesidades nutricionales de la población con DM1 son las mismas que las de las personas sanas, por lo que no hace falta comer de una forma especial.

Otra cuestión importante es que siempre que se pueda se debe adaptar la pauta de insulina a la alimentación, y no al revés. Esto facilita alimentarse de un modo correcto, variado y cubriendo las necesidades nutricionales de los pacientes, especialmente si son niños o adolescentes que se encuentran en una etapa de crecimiento y por tanto tienen mayores requerimientos.

También resulta esencial saber estimar los aportes diarios de carbohidratos según las necesidades de cada paciente y poder calcular la cantidad de carbohidratos que aportan los alimentos que se van a consumir. Esto se lleva a cabo a través del contaje de carbohidratos, mediante el concepto de ración y el de equivalente de ración. Además, es conveniente conocer la relación insulina-carbohidratos. Para ello hay que saber cuántas unidades de insulina rápida necesita un paciente para mantener la glucemia en un rango correcto cuando se consume una cantidad específica de carbohidratos de un alimento concreto. Por ejemplo, si un paciente tiene una ratio insulina/carbohidratos de 1:10 para una comida y consume 40 gramos de carbohidratos, necesitaría inyectarse cuatro unidades de insulina rápida antes de consumirlos, pero, si su relación es de 1:15, necesitaría 2,6 unidades. Muchas bombas de insulina son capaces de realizar estos cálculos. El contaje de carbohidratos, al igual que la dieta en general, necesita tener presente que no solo se comen carbohidratos y que las grasas y las proteínas, aunque en menor medida, también pueden influir sobre la glucemia.

Puesto que la ingesta de carbohidratos es responsable de la glucemia después de comer, la supervisión de los carbohidratos consumidos y los ajustes realizados en las cantidades de insulina mejoran el control glucémico. Hay estudios que demuestran cómo el contaje de carbohidratos, en pacientes jóvenes, se acompaña de un mejor control glucémico y una mayor calidad de vida [13].

Como este tipo de respuesta es específica de cada paciente, se recomienda un ajuste dietético individualizado y que se tengan en consideración las circunstancias de cada paciente. Lo ideal es hacer un cálculo para un día completo y dividir las cantidades de carbohidratos en cinco o seis comidas diarias. No obstante, también se pueden hacer estimaciones generales, ya que un estudio reciente muestra que una dieta moderadamente baja en carbohidratos (el 30 % de la ingesta calórica total) aumenta el TIR, reduce la glucemia en ayunas y mejora el control metabólico de la diabetes sin aumentar el riesgo de hipoglucemias y cetoacidosis [14]. Este sistema funciona bien para los pacientes con un patrón de insulina MDI y para los que llevan bombas.

El patrón temporal de ingesta de alimentos también es importante. La evidencia científica sugiere que la frecuencia de consumo de alimentos y el ritmo circadiano de distribución de la ingesta energética pueden influir en el control glucémico. Los pacientes con DM1 que siguen un patrón de ingestas frecuentes y con menos cantidad de comida en cada toma tienen un mejor control glucémico [15]. Es fundamental que las personas con DM1 coman a intervalos de tiempo regulares y más o menos siempre a la misma hora. Saltarse comidas y tener un horario poco estructurado dificulta el control glucémico. No obstante, los pacientes con dosis de insulina rápida antes de las comidas o con bombas de insulina tienen mayor flexibilidad en este aspecto. Lo ideal es encontrar un horario que se ajuste bien al estilo de vida de los pacientes.

Una pregunta recurrente es qué hacer si el niño o adolescente quiere comer golosinas o dulces. En primer lugar, no se debe usar la enfermedad como un argumento para no tomar estos productos. Hay que hacer ver que los pasteles y los caramelos se deben consumir con moderación y deben estar limitados para cualquier persona. Cuando se vayan a consumir es necesario: i) planificar la situación; ii) medir la glucemia antes y después de comer estos productos; iii) ajustar las dosis de insulina según las glucemias previas y la cantidad de dulces que se haya comido, y iv) ajustar la ingesta de carbohidratos sustituyendo alguna ración de carbohidratos.

Finalmente, no está de más incidir en la importancia de una buena educación nutricional, con refuerzos cada año.

Con esto hemos esbozado los aspectos más significativos que deben seguir los pacientes con diabetes a la hora de diseñar su dieta. Esto nos conduce a pensar que, lejos de ser una carga, se puede mirar la enfermedad como una oportunidad para comer sano y seguir una alimentación variada y completa. A la vez, representa una ocasión para educar desde el punto de vista nutricional. En definitiva, la diabetes no tiene por qué estar reñida con una alimentación placentera.

9

PODEMOS DISFRUTAR DE LA ACTIVIDAD FÍSICA

1. LA IMPORTANCIA DEL EJERCICIO FÍSICO

La actividad física debe ser algo que incorporemos en nuestra vida diaria. Este es un concepto amplio que significa cualquier movimiento voluntario realizado por los músculos y que supone un gasto de energía.

Dos formas habituales de aumentar nuestra actividad física son el ejercicio físico y el deporte. El primero es una actividad física que se realiza de forma planeada, estructurada y repetitiva, y cuyo objetivo es mejorar el funcionamiento de nuestro cuerpo. El deporte es una disciplina en la que se hace ejercicio físico y se compite con unas normas concretas y establecidas.

El ejercicio físico o el deporte tienen numerosos beneficios, fisiológicos y psicológicos, sobre la salud. Aumentan el gasto calórico y ayudan a controlar el peso corporal, mejoran el perfil lipídico, regulan la tensión arterial, mejoran el sistema cardiovascular, ajustan el sueño, fortalecen el sistema inmune, reducen el nivel de estrés e incrementan la sensación de bienestar y autoestima. Finalmente son muy importantes para un envejecimiento activo y saludable.

Se sabe que las personas que no hacen ejercicio físico tienen más problemas de salud y peor expectativa de vida. Esto significa que el ejercicio físico es importante para todas las personas, pero de un modo más especial para los pacientes con enfermedades metabólicas como la diabetes, y por eso se considera uno de los pilares del tratamiento de la enfermedad. Por último, hay que señalar que el sedentarismo es uno de los factores que contribuyen a la aparición de la DM2.

El principal efecto positivo del ejercicio físico en pacientes con diabetes es que permite un mejor control metabólico, porque incrementa la utilización de la glucosa y mejora la sensibilidad a la insulina. Esto se traduce en un mejor control glucémico, una evolución de la diabetes más favorable y un retraso en la aparición de las complicaciones [1]. Por otro lado, el ejercicio, *per se*, mejora la salud de nuestro corazón, reduce el riesgo de hipertensión, hiperlipidemia y obesidad, que son comorbilidades asociadas a la diabetes. Además, hay estudios que demuestran que la realización de un ejercicio físico intenso continuo es capaz de normalizar la glucemia en personas con prediabetes [2]. Por todo ello, el ejercicio físico tiene un efecto valioso en la prevención de la DM2.

Los efectos beneficiosos del ejercicio físico en la DM1 y DM2 dependerán de las características del ejercicio y la situación del paciente. Para la DM2: i) el ejercicio aeróbico y de fuerza mejora la sensibilidad a la insulina de forma aguda y esa mejoría dura de unas cuarenta y ocho a unas setenta y dos horas y ii) la combinación del ejercicio aeróbico y de fuerza realizado regularmente incrementa la sensibilidad a la insulina un 70 % y es capaz de reducir los niveles de HbA1c casi un punto [3]. Estos efectos son dependientes de la intensidad del ejercicio. En el caso de la DM1: i) las evidencias son más controvertidas; ii) los estudios sugieren que cuando se hace ejercicio físico frecuentemente sí hay un mejor control glucémico; iii) los riesgos de hipo e hiperglucemias, según el tipo de ejercicio, la intensidad y la situación del paciente pueden ser mayores; iv) el ejercicio físico disminuye las necesidades de insulina, y v) tiene efectos beneficiosos en las personas con DM1 [4].

Finalmente, aunque no alcancemos las recomendaciones de ejercicio físico, hay que tener en cuenta que algo de actividad física es mejor que nada. Todo suma, y la realización de cualquier actividad física, por pequeña que sea (tareas domésticas, ir a la compra andando, subir las escaleras en nuestro trabajo o casa, sacar a pasear al perro, entre otras), contribuye a la regulación de la glucemia. Podríamos decir que el aumento de la actividad física sería el punto de partida.

2. CONSIDERACIONES GENERALES A LA HORA DE HACER EJERCICIO FÍSICO EN PERSONAS CON DIABETES

Una vez que se ha decidido hacer ejercicio físico se nos abre un mundo de posibilidades amplias, pero también de dudas, muchas veces originadas por la falta de información.

Cuando nos acercamos al ejercicio físico, debemos considerar el tipo de ejercicio, su intensidad, la duración, la frecuencia, la progresión y la forma física que se tenga. Estos aspectos entran en la ecuación de cualquier persona. En el caso de los pacientes con diabetes hay que añadir el tipo de diabetes que tienen, el grado de control metabólico, el tratamiento (antidiabético oral y/o insulina), la presencia de complicaciones de la enfermedad, el momento de la comida, los posibles riesgos de hipo e hiperglucemias y la necesidad de realizar un control glucémico más intenso antes, durante y después del ejercicio. La idea de todo este listado no es plantear barreras a la hora de realizar ejercicio físico, sino conocerlo y saber cómo actuar en todo momento para superarlas. De hecho, muchos de estos aspectos forman parte de las limitaciones que tienen los pacientes con diabetes a la hora de iniciar un programa de ejercicio físico. A todo esto habría que añadir la falta de conexión, en el sistema de salud, entre el personal sanitario y los profesionales capacitados para prescribir ejercicio físico. Es decir, podríamos preguntarnos: ¿quién prescribe ejercicio físico y cómo se hace? Porque, además, se deduce de todo lo dicho hasta ahora que las recomendaciones de ejercicio físico en personas con diabetes deben ser individuales y adaptadas a su enfermedad y su estado de salud.

2. 1. El tipo de ejercicio

El ejercicio físico puede ser aeróbico, de fuerza y de flexibilidad, equilibrio y coordinación. El primero pone en movimiento grandes grupos musculares (caminar, correr, nadar, montar en bici, remar o saltar a la cuerda) y se lleva a cabo de un modo continuo o a intervalos de tiempo. Los ejercicios de fuerza se realizan a través de una resistencia de máquinas de musculación, pesos libres, bandas elásticas o el peso del propio cuerpo. Los ejercicios de flexibilidad y equilibrio también involucran grandes grupos musculares (yoga, pilates, taichí o estiramientos). Lo más conveniente es hacer un programa de entrenamiento en el que se combinen los diferentes tipos de ejercicios.

2. 2. La intensidad del ejercicio

La intensidad de los ejercicios puede ser ligera o leve, moderada y vigorosa o alta. Existen muchas maneras de medir la intensidad de la actividad física, según el nivel de precisión que queramos obtener. Una forma rigurosa es midiendo el consumo de oxígeno durante la realización del ejercicio mediante una ergometría o prueba de esfuerzo. A medida que aumenta la intensidad del ejercicio se incrementa el consumo de oxígeno (VO2). El VO2 se expresa en mililitros de O2/kg de peso corporal por minuto y representa la capacidad del organismo para transportar oxígeno hacia los músculos. También se puede hallar usando el concepto de equivalente metabólico (MET), que es la cantidad de energía necesaria para mantener nuestras funciones vitales en reposo. Un MET es igual a 3,5 mililitros de oxígeno por kilogramo de peso corporal por minuto (ml/kg/min). Si una persona hace ejercicio a una intensidad de cinco MET, significa que está consumiendo cinco veces más oxígeno que cuando está en reposo. Existen tablas que indican los MET de diferentes actividades físicas, ejercicios y deportes, según la intensidad. La forma más habitual, a nivel de usuario, para conocer la intensidad de un ejercicio, es midiendo la frecuencia cardiaca, ya que existe una correlación directa entre la intensidad del ejercicio físico y esta. El empleo de este parámetro también puede ser más o menos complejo, en función de si consideramos solo la frecuencia cardiaca máxima (FCM) o de si además tenemos en cuenta la frecuencia cardiaca en reposo y la frecuencia cardiaca de reserva (diferencia entre la frecuencia cardiaca máxima y la frecuencia cardiaca en reposo). La manera más simple es calcular la FCM y aplicarle el porcentaje correspondiente. Un ejercicio de intensidad leve está entre el 40 y el 50 % de la FCM, uno moderado se halla entre el 50 y el 70 % de la FCM y el intenso entre el 70 y el 85 % de la FCM. Actualmente no hay ningún método completamente aceptable para estimar la FCM. De entra todas las fórmulas que existen, los estudios indican que la ecuación mas precisa es la que al valor de 208 se le resta el resultado de la multiplicación de 0,7 por la edad (FCM = 208 - 0,7 × edad). En los ejercicios de fuerza, se puede considerar intensidad moderada cuando se mueven cargas hasta un máximo de quince repeticiones. La intensidad es vigorosa cuando hablamos de seis u ocho repeticiones. Para la flexibilidad hay que estirar hasta un punto de tirantez o ligera incomodidad.

Mención especial requiere el ejercicio interválico de alta intensidad (HIIT, por sus siglas en inglés), que consiste en episodios repetidos de ejercicios intensos (90 % de la FCM), intercalados con periodos de descanso o de menor intensidad. Los efectos de este tipo de ejercicio se han estudiado más en pacientes con DM2 y se ha visto que un entrenamiento de doce semanas de HIIT supone una mejoría del control glucémico, una disminución de la HbA1c, un aumento de la sensibilidad a la insulina y una mejoría de la salud cardiovascular de los pacientes, invirtiendo casi la mitad de tiempo en comparación con otros tipos de ejercicios. Además, es capaz de prevenir la progresión hacia la DM2 en adultos jóvenes con prediabetes [5].

2. 3. La duración del ejercicio

La duración del ejercicio está estrechamente relacionada con la intensidad y el tipo de ejercicio. Para ejercicios aeróbicos de intensidad moderada se recomienda, como mínimo, 150 minutos por semana. En caso de intensidad alta serían 75 minutos por semana. En los ejercicios de fuerza se recomienda que se lleven a cabo al menos ocho o diez ejercicios con una o tres series. La flexibilidad sería aguantar el estiramiento dinámico o estático entre diez y treinta segundos para cada ejercicio y hacer de dos a cuatro repeticiones por ejercicio.

La frecuencia para el ejercicio aeróbico es de tres a siete veces por semana, sin pasar más de dos días consecutivos sin realizar la actividad. Para la fuerza, dos o tres veces por semana, dejando siempre un día de descanso intermedio. Para la flexibilidad y el equilibrio dos o tres días por semana.

2. 4. La progresión del ejercicio

Aquí influyen muchas variables y es más difícil dictar unas recomendaciones. Podríamos decir que para el ejercicio aeróbico hay
que jugar con el incremento de la intensidad, la frecuencia y/o la
duración hasta llegar a los 150 minutos por semana. En el caso de
la fuerza, habría que ir subiendo la carga y reduciendo las repeticiones por serie, a la vez que se aumenta el número de series o
ejercicios. También sería posible jugar con la frecuencia del entrenamiento.

3. LA EVALUACIÓN MÉDICA ES NECESARIA EN PERSONAS CON DIABETES ANTES DE EMPEZAR UN PROGRAMA ESTRUCTURADO DE EJERCICIO FÍSICO

En los pacientes con diabetes es conveniente la realización de una
revisión médica previa al inicio de un programa de ejercicio físico.
No obstante, en el caso de pacientes con un buen control metabólico, sin complicaciones y que vayan a comenzar un programa de
ejercicios de intensidad leve o moderada, no es esencial. Las situaciones en las que se requiere una revisión médica sería en pacientes: i) mayores de treinta y cinco años; ii) mayores de veinticinco
años, con una DM1 diagnosticada hace más de quince años o una
DM2 de más de diez años de evolución, y iii) con enfermedad cardiovascular, complicaciones microvasculares (retinopatía y nefropatía), enfermedad vascular periférica y neuropatía.

Los objetivos de la revisión médica son poder planificar de un
modo correcto un programa de ejercicios adecuado, ser capaces
de estratificar el riesgo de los pacientes, prevenir lesiones y conocer si hay complicaciones silentes de la diabetes que se pueden
agravar con la práctica del ejercicio.

En el estudio médico se debe valorar el grado de control glucémico y el riesgo de hipoglucemias, así como la presencia de complicaciones. El examen médico es importante que incluya una historia clínica, una exploración física, un electrocardiograma en reposo y posiblemente una prueba de esfuerzo. Esta última permite precisar cuál es el porcentaje de la FCM al que se puede llegar y establecer las intensidades adecuadas de ejercicio físico. Además, ayuda a detectar posibles enfermedades coronarias inadvertidas y respuestas hipertensivas alteradas al ejercicio físico. Es conveniente repetir la revisión médica cada tres o cinco años.

Por último, puede ser oportuno clasificar a los pacientes según su hábito deportivo. No es lo mismo una persona con diabetes que entrena más de dos veces a la semana con sesiones de una hora que alguien que no hace ejercicio de forma habitual.

4. Pautas alimentarias en el ejercicio físico en pacientes con diabetes

Las recomendaciones dietéticas habituales en pacientes con diabetes que hacen ejercicio físico no difieren de las de cualquier otro deportista. Así pues, con respecto a la cantidad total de calorías que se ingiere en un día, lo aconsejable es que los hidratos de carbono supongan entre el 45 y el 65 %, las grasas entre el 20 y el 35 % y las proteínas del 10 al 35 %.

La cantidad de carbohidratos se debe ir incrementando a medida que aumenten las horas semanales de entrenamiento. Además, los carbohidratos preferentemente tienen que ser de índice glucémico bajo.

La cantidad de proteínas debe oscilar entre los 1,2 y los 1,6 g/kg al día. Es conveniente que sean proteínas de alto valor biológico.

Es decir, que tengan una tasa de absorción alta, sean de fácil asimilación y contengan una gran variedad y cantidad de aminoácidos esenciales (que no sintetiza nuestro organismo).

En cuanto a las grasas, es conveniente que sean de origen vegetal.

Además, la dieta debe ser variada y rica en frutas y verduras para que aporten suficientes vitaminas y minerales.

La hidratación antes, durante y después del ejercicio es necesaria. Lo ideal es ingerir un litro por hora. Si el ejercicio dura menos de una hora es suficiente con agua. Si dura más, se pueden beber bebidas isotónicas, que ayudan a reponer carbohidratos y prevenir posibles hipoglucemias y a restaurar los iones (sodio y potasio).

Los deportistas toman suplementos nutricionales que mejoran su rendimiento deportivo y previenen la aparición de lesiones. En este caso, las recomendaciones que se dan a los deportistas sobre el uso de las ayudas ergogénicas nutricionales se pueden aplicar, de igual manera, a los pacientes con diabetes. Si acaso hay que prestar atención a la suplementación con creatina, pero porque se consume junto con carbohidratos, y al empleo de cafeína. El uso de la cafeína como ayuda ergogénica es muy habitual. Se suele tomar unos treinta o cuarenta y cinco minutos antes del ejercicio físico y en una dosis de 5 o 6 mg/kg de peso corporal. En pacientes con DM1 puede disminuir las hipoglucemias durante el ejercicio, pero a lo mejor favorece la aparición de hipoglucemias tardías [6].

Hasta aquí las recomendaciones son las mismas que se ofrecen a cualquier deportista, sea paciente con diabetes o no. En cambio, las indicaciones se vuelven más específicas a la hora de decidir qué hay que comer durante el ejercicio. En estos casos, los consejos dependerán de la duración y la intensidad de la actividad y de la glucemia que tenga el paciente a la hora de realizarlo. Las decisiones que hay que tomar se centran en el tipo de carbohidratos y en su cantidad. En lo que se refiere al tipo de carbohidratos, siempre y cuando se vaya a realizar un ejercicio de intensidad moderada y alta, durante más de setenta y cinco minutos, estos deben ser de índice glucémico bajo, ya que se disminuyen los riesgos de hipoglucemias y se evitan las hiperglucemias. Cuando el ejercicio sea de intensidad moderada o alta y vaya a durar menos de una hora, se aconseja ingerir carbohidratos de absorción rápida. En referencia a la cantidad, hay un amplio abanico de situaciones que quedan recogidas en la tabla que se muestra a continuación (Tabla 1). No obstante, a modo de resumen, cabe señalar que siempre que la glucemia sea menor de 100 mg/dl hay que ingerir carbohidratos durante el ejercicio. Si esta fuera menor a 70 mg/dl, se debería ingerir entre 10 y 25 gramos de carbohidratos de absorción rápida y demorar el ejercicio hasta tener al menos 90 mg/dl.

Intensidad/ Duración ejercicio	Glucemia (mg/dl)	Ingesta de carbohidratos (g/h)
Liviano hasta 60 min	< 100 > 100	15 No requiere carbohidratos
Moderado < 45 min	< 100 100-180 180-250 > 250	30-45 15 No requiere carbohidratos Ejercicio desaconsejado
Moderado > 60 min	180-250 > 230-250 (con cetonas) > 300	10-15 Ejercicio desaconsejado Ejercicio desaconsejado
Intenso < 30 min	100-180	No requiere carbohidratos

Intenso < 60 min	< 100	45
	100-180	30-45
	180-250	15-30
	> 250	Ejercicio desaconsejado
Intenso > 60 min	< 100	50
	100-180	25-30
	180-250	10-15

Tabla 1. Ingesta de carbohidratos durante el ejercicio en función de la intensidad y duración de este y de la glucemia de los pacientes.

Tras el ejercicio, es importante para todos los deportistas ingerir carbohidratos y a ser posible no más de dos horas tras la finalización del ejercicio, con el fin de recuperar las reservas energéticas de glucosa (en forma de glucógeno) y estar en condiciones para poder entrenar al día siguiente. Estos carbohidratos deben ser de índice glucémico bajo. En el caso de los deportistas con diabetes, la importancia es doble, ya que la ingesta de carbohidratos también contribuye a reducir las posibles hipoglucemias tras el ejercicio, que pueden aparecer seis, diez e incluso doce horas después de su ejecución. Estas hipoglucemias tardías, si se hace ejercicio por la tarde, ocurren durante la noche, por lo que su riesgo es mayor. Esto pasa porque el ejercicio aumenta la captación de glucosa por el músculo (a veces hasta durante veinticuatro horas) y disminuye la glucemia.

La cantidad de carbohidratos tiene que ser entre 1 y 1,5 g/kg de peso corporal y, como se ha comentado, en las primeras dos horas tras el ejercicio. Si acompañamos los carbohidratos con algo de proteínas, la síntesis de glucógeno es más elevada.

5. Ejercicio físico en pacientes con diabetes tipo 1

Ya se ha explicado que el ejercicio físico en pacientes con DM1 es positivo, aunque su efecto sobre el control glucémico resulta menos claro. En este caso, los niveles de insulina del paciente en el momento de realizar el ejercicio físico son determinantes para su efecto sobre la glucemia. Por un lado, hay que recordar que la insulina regula la producción de glucosa hepática, por lo que un superávit de insulina reduce la producción de glucemia y aumenta el riesgo de hipoglucemia. Un efecto contrario lo produce un déficit de insulina. Además, cuando hay un exceso de insulina, se suma al efecto hipoglucemiante de la insulina el del ejercicio. Todo esto nos lleva a pensar que para reducir el riesgo de hipoglucemias durante el ejercicio podría ser adecuado disminuir las cantidades de insulina rápida, pero nunca se debe eliminar completamente la insulina, ya que, incluso cuando se hace ejercicio, el cuerpo la necesita. En ausencia de insulina, el cuerpo no puede usar la glucosa para obtener energía y lo que hace es metabolizar las grasas. Esta adaptación metabólica induce la producción de cuerpos cetónicos por el hígado, lo que conduce a una cetoacidosis.

En pacientes con DM1 el riesgo de padecer hipoglucemias durante y después del ejercicio es más elevado. Además, el ejercicio físico aumenta la sensibilidad a la insulina, por lo que una misma dosis de insulina tendrá un efecto hipoglucemiante mayor en las horas posteriores a la realización de la actividad. Para disminuir el riesgo de hipoglucemias, tras el ejercicio físico hay que consumir carbohidratos y reducir las dosis de insulina.

5. 1. Efectos del ejercicio físico sobre la glucemia

Hay ejercicios físicos que son capaces de subir la glucemia, normalmente de un modo transitorio. Se trata de ejercicio físico de intensidad alta y corta duración (ejercicios anaeróbicos) o ejercicios de fuerza muscular de intensidad moderada o alta. Este tipo de ejercicio genera un estrés importante sobre el cuerpo, el cual libera hormonas que actúan sobre el hígado, que libera glucosa a la sangre a partir del glucógeno (glucogenólisis) y aumenta la nueva síntesis de glucosa (gluconeogénesis).

En cambio, los ejercicios aeróbicos son hipoglucemiantes y su tendencia a bajar la glucemia aumenta cuanto mayor es la duración e intensidad de la actividad.

En un término medio hay una zona gris en la que se encuentran la mayoría de los deportes de equipo, que producen una respuesta glucémica variable según diversas circunstancias.

Por último, está el entrenamiento HIIT, que por regla general es hiperglucémico, excepto una de sus variantes basada en realizar entre cinco y diez series de muy alta intensidad y de treinta segundos a un minuto de duración, intercaladas por periodos de recuperación de uno a cinco minutos. Esta forma de HIIT tiene poco efecto sobre la glucemia y por tanto necesita pocos ajustes en los patrones de insulina y alimentación [7].

En los ejercicios hiperglucemiantes no es necesario disminuir la insulina previa al ejercicio, sin embargo, sí es adecuado reducirla tras la actividad, con el fin de mitigar el riesgo de hipoglucemias en la fase de recuperación. En los ejercicios hipoglucemiantes sí se debe reducir la insulina previa y posterior a su práctica.

Otros factores que podrían variar los efectos del ejercicio sobre la glucemia son la forma física del paciente, la glucemia que se tiene en el momento de realizar el ejercicio, los niveles circulantes de insulina, la hora del día en la que se realiza la actividad y el aporte de carbohidratos antes y durante el ejercicio. En el caso de la forma física, a medida que esta va mejorando, el organismo se va adaptando a quemar más grasas y a utilizar menos glucosa, por lo que probablemente se necesite un menor aporte de carbohidratos o una reducción de insulina. Finalmente, cabe señalar que nuestro cuerpo se puede adaptar a las demandas de un tipo de ejercicio o deporte y que, al cambiar de actividad, las necesidades sean distintas, por lo que también lo serán las respuestas glucémicas y las cantidades de carbohidratos e insulina. Por ejemplo, si se practica ciclismo de forma habitual y un día se decide jugar un partido de fútbol o ir al gimnasio, hay que tener cuidado y permanecer vigilante porque el escenario cambia.

5. 2. El tipo de tratamiento con insulina que se esté usando es importante

El tratamiento de insulina más usado es el de múltiples dosis de insulina (MDI). Por recordar, se combinan análogos de acción retardada (inicio de la acción de una a dos horas, sin pico de acción, y con una duración de veinte a cuarenta y dos horas) con análogos de acción rápida (inicio de la acción de cinco a quince minutos, pico de acción en cuarenta o noventa minutos y con una duración de dos a cuatro horas) antes de las principales comidas. Otra opción de tratamiento menos habitual es el uso de infusores/bombas de insulina subcutánea continua, que administran pequeñas cantidades de insulina constantemente a lo largo de todo el día, con más unidades antes de las comidas. Con las bombas hay una mayor posibilidad de ajustar el tratamiento al ejercicio, especialmente si este no es programado. Esto se debe a que se puede modificar la pauta de administración hora a hora, por lo que hay muchas opciones de adaptarse al ejercicio.

Para ajustar las pautas de insulinización al ejercicio físico que se va a realizar y evitar las posibles hipoglucemias durante y después del ejercicio o la hiperglucemia posterior a él, hay que tener en cuenta la respuesta glucémica individual según la intensidad, la duración y el tipo de ejercicio. Además, hay que calcular la cantidad de insulina que se tiene en esos momentos y conocer qué tipo de insulina está actuando durante el ejercicio y tras este. Si se va a hacer ejercicio durante el tiempo del pico máximo de acción, hay que reducir la insulina rápida previa y consumir más carbohidratos. En caso de que la actividad tenga lugar en momentos alejados del pico de acción de la insulina, las necesidades de reducción de insulina son menores. Así pues, la adaptación de las pautas de insulinización y la práctica de ejercicio físico van de la mano.

Actualmente se sabe que no es necesario evitar inyectarse insulina en los músculos que se vayan a ejercitar más durante la práctica deportiva. Los estudios no han conseguido comprobar que esta práctica suponga un mayor riesgo de hipoglucemias. Lo que sí importa es administrar la insulina de forma subcutánea y no intramuscular, pues esto último sí aumenta el riesgo de hipoglucemias.

Hay que destacar que los sistemas de monitorización continua de glucosa, al medir la glucemia en cada momento y proyectar lo que va a ocurrir posteriormente, ayudan mucho a la hora de decidir los ajustes que hay que hacer en el tratamiento con insulina.

En pacientes con tratamiento MDI pauta basal/bolos se recomienda reducir la insulina basal en torno a un 20 % el día previo a practicar un ejercicio aeróbico y, si va a ser anaeróbico, se aconseja una disminución del 20 al 30 % posterior al ejercicio. Para los ajustes de la insulina rápida en el ejercicio aeróbico hay que reducir un 25 % para entrenamientos cortos (menos de treinta minutos), un 50 % para ejercicios de duración media (menos de una hora) y un 75 % para aquellos que vayan a durar más de una hora. Si el ejercicio es anaeróbico, no resulta necesario reducir la insulina rápida [1].

Cuando se utiliza una bomba, dada la diversidad de opciones, existe la posibilidad de individualizar la pauta a cada paciente. Las dos alternativas más comunes son la reducción de la insulina basal (basal temporal reducida) o desconectar la bomba. Ambas posibilidades van acompañadas de modificaciones en la ingesta de carbohidratos. En el primer caso, lo recomendable es disminuir la dosis basal de un 50 a un 80 % y entre sesenta y noventa minutos antes de empezar el ejercicio e ingerir unos 10 gramos de carbohidratos justo al inicio del ejercicio. Muchas de las bombas de insulina usan análogos rápidos con un pico de acción máximo a los cuarenta y cinco o noventa minutos. Si la reducción se hace justo en el momento de realizar el ejercicio, cuando se lleve una hora, la insulina estará en su momento de acción máxima y habrá un mayor riesgo de hipoglucemia. Por otro lado, hay personas que prefieren desconectar la bomba para hacer ejercicio de un modo más cómodo o proteger el dispositivo si existe riesgo de golpes. De nuevo, lo adecuado es administrar una dosis basal temporal reducida (de aproximadamente un 50 %), de sesenta a noventa minutos antes del ejercicio, y desconectar la bomba al realizar la actividad. Al terminar el ejercicio puede ser necesario administrar algo de insulina. Si el ejercicio va a durar más de dos horas, no se debe desconectar la bomba todo el tiempo, aunque se podrían hacer desconexiones periódicas de una hora y volver a conectarla para aplicar un bolo pequeño (de entre el 25 y el 50 % de la dosis habitual usada en esa hora del día).

En ejercicios de corta duración (menos de cuarenta y cinco o sesenta minutos), lo mejor es aumentar la ingesta de carbohidratos. Finalmente, siempre que se haga ejercicio dentro de los noventa minutos posteriores a las comidas, hay que reducir el bolo previo a la comida.

6. Consideraciones para hacer ejercicio de un modo seguro

Hemos estado viendo que el ejercicio físico y/o deporte es una parte fundamental del tratamiento de la diabetes, sea DM1 o DM2, por los indudables beneficios que tiene. Además, hemos explicado diversos aspectos relacionados con la práctica del ejercicio físico en pacientes con diabetes. En definitiva, esto nos lleva a una situación dual en la que es necesario hacer ejercicio con un programa estructurado, pero también de un modo seguro.

Para iniciar una sesión de entrenamiento con seguridad es importante: i) que alguien del entorno de entrenamiento del paciente sepa que tiene diabetes y conozca cómo identificar una hipoglucemia y resolverla; ii) llevar todo el equipamiento técnico y farmacológico necesario; iii) el paciente debe saber identificar y tratar las hipoglucemias; iv) medir la glucemia (si es inferior a 70 mg/dl o mayor a 250 mg/dl, se debe solucionar el problema antes); v) si hay cetonas en sangre u orina elevadas, se debe corregir la situación antes; vi) si se ha tenido una hipoglucemia severa en las veinticuatro o cuarenta y ocho horas previas, hay que posponer el entrenamiento, y vii) llevar lo necesario para una correcta hidratación y suplementación de carbohidratos.

Para el control glucémico, lo ideal es usar los sistemas MCG, pues facilitan un control frecuente. En ellos se pueden establecer alarmas para cuando se esté fuera del rango de glucemia recomendado en ejercicio físico (90-180 mg/dl y 126-180 mg/dl para ejercicio aeróbico prolongado). Se debe medir la glucemia de un modo frecuente, ajustando las comprobaciones a la intensidad y la duración del ejercicio. En los noventa minutos posteriores al ejercicio, el rango de glucemia debe ser de entre 80 y 180 mg/dl y la glucemia se debe comprobar cada quince o treinta minutos. Posteriormente, se puede hacer un seguimiento cada hora, hasta las seis horas tras el ejercicio.

Las contraindicaciones para la práctica de ejercicio físico son padecer una diabetes inestable y con muy mal control metabólico, tener neuropatía autonóma y/o periférica severa (daño en los nervios que regulan el funcionamiento de los órganos y en los de las extremidades), padecer un daño renal grave, sufrir una retinopatía proliferativa no tratada (hay una daño importante de la retina y se produce un crecimiento anómalo de nuevos vasos sanguíneos en la retina) y haber tenido una hemorragia retiniana o vítrea grave recientemente.

En general, cualquier persona debe planificar su entrenamiento y dividirlo en tres partes (calentamiento, núcleo de trabajo y enfriamiento más estiramientos), lo cual también se aplica a los pacientes con diabetes.

Hay una serie de comprobaciones y actuaciones que deben realizar los pacientes antes, durante y después del entrenamiento. Estas se reflejan en la Tabla 2.

ANTES DEL ENTRENAMIENTO
Comprobar la lista de situaciones en las que no se debe iniciar el ejercicio.
Medir la glucemia.
Saber cuándo fue la última comida y la cantidad de carbohidratos que se consumieron.
Conocer la cantidad de insulina circulante, tiempo de administración y pico de acción.
Saber el efecto que el ejercicio (tipo, intensidad y duración) tiene sobre la glucemia.
DURANTE EL ENTRENAMIENTO
Seguir el entrenamiento planificado.
Monitorizar la glucemia periódicamente.

DESPUÉS DEL ENTRENAMIENTO
Medir la glucemia.
Alimentarse correctamente.
Administrarse insulina si es necesario.

Tabla 2. Listado de valoraciones que realizar en una sesión de entrenamiento.

Mantenerse activos es importante para todas las personas y más especialmente para los pacientes con diabetes. Ayudará a tener un buen control metabólico, a reducir las complicaciones de la enfermedad y a disfrutar de una mejor calidad de vida. Por poco que se haga ya cuenta, y todo suma. Además, es divertido.

10

LAS COMPLICACIONES DE LA DIABETES, SU CONTROL Y NUEVAS PERSPECTIVAS

1. LAS CAUSAS DE LAS COMPLICACIONES

Las complicaciones de la diabetes inciden en la morbilidad, mortalidad, calidad y esperanza de vida de los pacientes. Por otro lado, suponen un incremento en los costes y en las dificultades del manejo de la enfermedad.

Estas complicaciones pueden ser agudas o crónicas. Las primeras surgen cuando hay cambios grandes en la glucemia (hipo e hiperglucemias) y debido a las consecuencias que originan estas oscilaciones extremas de los valores de glucosa sanguínea. Este tipo de complicaciones a veces requieren atención médica inmediata. Las complicaciones agudas y los problemas asociados que acarrean ya han sido abordados en capítulos anteriores de este libro.

Las complicaciones crónicas van surgiendo con el paso de los años o las décadas de evolución de la diabetes. Afectan a múltiples órganos y muchas veces ya existe daño en esos órganos antes de que aparezcan las diferentes manifestaciones clínicas que ocasionan. De hecho, se conoce desde hace tiempo que un diagnóstico temprano de la DM2 es fundamental, ya que, en el momento del diagnóstico de la enfermedad, un 52 %, 10 % y 6 % de los pacientes ya tienen signos de daño en los nervios, los riñones y la retina respectivamente [1].

Otro aspecto importante que destacar es que las complicaciones crónicas no son eventos independientes, sino que en muchas ocasiones están relacionadas y pueden empeorarse entre sí.

Las complicaciones de la diabetes se deben sobre todo al daño de los vasos sanguíneos y se clasifican según el tamaño del vaso sanguíneo afectado. Cuando se dañan las arterias se denominan macrovasculares y cuando la lesión está en los vasos de menor calibre se llaman microvasculares. Existe una conexión entre ambos tipos de complicaciones. Se sabe que las enfermedades microvasculares fomentan la aterosclerosis, a través de procesos como la falta de oxígeno en los tejidos (hipoxia) y los cambios en los vasos sanguíneos que riegan los órganos. Por lo tanto, es primordial descubrir si las complicaciones microvasculares preceden a las macrovasculares o si ambas avanzan juntas.

La fisiopatología de las complicaciones vasculares de la diabetes se asocia principalmente a la hiperglucemia, la dislipidemia, la genética y la regulación epigenética.

La causa fundamental es un mal control metabólico de la enfermedad. La hiperglucemia constante y la variabilidad glucémica provocan un daño directo en los vasos sanguíneos y los tejidos, así como alteraciones en diversas vías metabólicas que conducen a las complicaciones de la enfermedad [2]. En un principio, las disfunciones bioquímicas y funcionales que produce la hiperglucemia son reversibles cuando se normaliza la glucemia. Además, las alteraciones funcionales microvasculares ocurren antes que los cambios estructurales y las podemos encontrar en fases muy precoces de la diabetes. Posteriormente, cuando la hiperglucemia se mantiene en el tiempo, se producen daños estructurales en las células endoteliales (aquellas que recubren el interior de los vasos sanguíneos y que forman parte de su pared) y las complicaciones se vuelven irreversibles. Los vasos afectados riegan numerosos órganos de todo el cuerpo, por lo que el daño orgánico puede ser amplio, pero incluyen de un modo particular los ojos, los riñones, el corazón y los nervios.

Existen varias vías metabólicas afectadas por la hiperglucemia, entre las cuales destacan: i) la vía del poliol, que es una ruta metabólica alternativa para metabolizar la glucosa; ii) la activación de la proteína cinasa C (conjunto de proteínas implicadas en múltiples funciones celulares), que conduce a la aparición de estrés oxidativo, lo que afecta a las células endoteliales de los vasos sanguíneos pequeños provocando cambios en su permeabilidad, estructura y flujo sanguíneo; iii) la producción de productos avanzados de la glicación (consiste en la unión de glucosa a otras biomoléculas como proteínas, lípidos y ácidos nucleicos que genera una alteración de la estructura y las propiedades funcionales de las biomoléculas, las cuales pierden su función), y iv) la generación de radicales libres y estrés oxidativo. Todas estas vías metabólicas participan fundamentalmente en el desarrollo de las complicaciones microvasculares [3].

Otros dos agentes en la aparición de las complicaciones crónicas de la diabetes son la inflamación y el aumento de ciertos factores de crecimiento. Los pacientes con diabetes padecen una inflamación crónica de bajo grado y en ellos se ha observado una elevación sanguínea de varios marcadores inflamatorios. Destacan la interleucina 1 beta, el factor de necrosis tumoral alfa y los componentes del inflamasoma. Estos últimos son complejos de proteínas que se encuentran en el citoplasma de las células y que actúan como mediadores del desarrollo y la progresión de la inflamación. La inflamación crónica afecta a la estructura de los vasos, lo que produce falta de riego sanguíneo (isquemia). La isquemia, a su vez, incrementa la inflamación [4]. En modelos experimentales de diabetes sobre animales, se ha comprobado que algunos de los fármacos antidiabéticos orales (inhibidores de la DPP-4, agonistas del receptor GLP-1, inhibidores de SGLT2 y tiazolidinedionas) son capaces de disminuir la activación del inflamasoma y regular la inflamación. Esta observación sugiere que los fármacos que sean capaces de inhibir específicamente el inflamasoma se podrían usar como un posible tratamiento adicional de las complicaciones de la diabetes.

Los factores de crecimiento tienen un papel importante en los procesos de crecimiento, maduración y reparación de prácticamente todos los tejidos del cuerpo. En los pacientes con diabetes se producen desequilibrios (por exceso o defecto) en los niveles de esos factores, lo que conduce a alteraciones en el metabolismo y proliferación celular. Numerosos estudios, tanto en modelos experimentales sobre animales como en personas con diabetes, indican que hay alteraciones en la expresión de varios factores de crecimiento en los tejidos dañados por la diabetes [5]. Así pues, existen evidencias que apoyan el papel potencial de estos factores en las complicaciones de la enfermedad, especialmente en la retinopatía y la nefropatía diabética. Entre los factores de crecimiento implicados se encuentran el factor de crecimiento insulínico 1, el factor de crecimiento transformante beta, el factor de crecimiento de fibroblastos 21, el factor de crecimiento derivado de plaquetas y el factor de crecimiento endotelial vascular. El conocimiento de la implicación de los factores de crecimiento en las complicaciones de la diabetes puede abrir el camino a nuevas intervenciones terapéuticas dirigidas a bloquear las acciones deletéreas de estos factores. De hecho, la terapia con factores de crecimiento en las úlceras del pie diabético es ya una realidad clínica.

Desde hace unos años, también se considera responsable de las complicaciones de la enfermedad la carga genética de cada persona. Hay pacientes que, a pesar de tener un mal control metabólico de su diabetes, apenas tienen complicaciones o les aparecen muy tarde. En cambio, hay otros a los que les ocurre lo contrario. Esto nos lleva a pensar que existe una susceptibilidad específica de las personas para desarrollar las complicaciones de la enfermedad. En la actualidad, se están estudiando los genes que podrían estar implicados en la carga genética de las complicaciones de la diabetes [6].

Finalmente, se ha visto que la presencia de glucemias elevadas, incluso en los momentos de la prediabetes, induce cambios persistentes en la forma que tienen los genes de expresarse, sin que haya modificaciones en el código genético. Los cambios que se producen en la expresión de los genes, sin que haya alteraciones del código genético, se llaman modificaciones epigenéticas y se suelen deber a cambios en el estilo de vida o del medio ambiente. Estas modificaciones epigenéticas guardan memoria y son también responsables de iniciar, en el futuro, las complicaciones de la diabetes. Esto se conoce con el nombre de memoria metabólica [7]. En las complicaciones vasculares de la diabetes se producen fenómenos proinflamatorios, de fibrosis y estrés oxidativo. Estos procesos están controlados por genes regulados por mecanismos epigenéticos que intervienen en la memoria metabólica. Normalmente, las modificaciones epigenéticas son reversibles y ofrecen una oportunidad terapéutica para mejorar la disfunción celular y mitigar o «borrar» la memoria metabólica. Esto ayuda a explicar por qué un diagnóstico precoz de la diabetes y un buen control metabólico pueden contribuir a frenar la evolución de las complicaciones.

2. LAS COMPLICACIONES MÁS FRECUENTES

Este apartado no pretende ser un tratado médico sobre las complicaciones de la diabetes, sino acercarse a los aspectos fundamentales de estas complicaciones crónicas.

Las complicaciones que tradicionalmente se han asociado a la diabetes incluyen afecciones macrovasculares y microvasculares. Las primeras provocan la aceleración de la enfermedad cardiovascular, que ocasiona infartos de miocardio, y la enfermedad cerebrovascular, que se manifiesta en forma de accidentes cerebrovasculares. Las complicaciones microvasculares incluyen la enfermedad ocular o retinopatía, la enfermedad renal denominada nefropatía y el daño neural o neuropatía. Además, la disfunción sexual es otro problema frecuente en las personas diabéticas. Por último, los pacientes con diabetes pueden padecer con más frecuencia complicaciones orales, entre las cuales destacan las caries, la inflamación de las encías (periodontitis) y sus infecciones (enfermedad periodontal), hongos orales y boca seca (xerostomía) [3].

2.1. Las complicaciones microvasculares de la diabetes

Nos centraremos en los tres tipos de complicaciones consideradas más importantes y habituales.

2.1.1. La retinopatía diabética

La retinopatía diabética es una patología ocular que causa pérdida de visión y ceguera en las personas con diabetes. Es una de las principales causas de pérdida de visión en todo el mundo. Más del 25 % de los pacientes con diabetes presentan algún tipo de retinopatía diabética. La enfermedad afecta a los vasos sanguíneos de la retina.

Los principales factores de riesgo para el desarrollo y el avance de la retinopatía diabética son el mal control metabólico de la diabetes y la duración de este, la hipertensión, la hiperlipidemia y la presencia de otras complicaciones microvasculares.

Las primeras fases de la retinopatía diabética transcurren sin síntomas evidentes, si acaso pequeños problemas inespecíficos en la visión para leer o ver objetos lejanos. Por esta razón, el cribado de los pacientes asintomáticos es fundamental para preservar su visión. En las fases avanzadas de la enfermedad, la retina desarrolla nuevos vasos sanguíneos (retinopatía proliferativa) y se produce un sangrado de estos vasos hacia el vítreo (sustancia transparente y gelatinosa que llena el interior del globo ocular). Cuando esto pasa el paciente puede ver zonas oscuras de pérdida de visión, como manchas o «moscas» flotantes o rayas a modo de telarañas. Estos síntomas a veces pueden desaparecer transitoriamente, pero lo más normal, si no se hace nada, es que la hemorragia empeore y la enfermedad evolucione a patologías más serias. Entre ellas están:

a) El edema macular diabético, que con el tiempo puede aparecer en el 6 % de los pacientes. En esta situación los vasos sanguíneos de la retina filtran líquido hacia la mácula (una zona del centro de la retina necesaria para la visión nítida y central) y la visión se hace borrosa.

b) El glaucoma neovascular. En esta condición hay un crecimiento anormal de vasos sanguíneos en una zona del iris y se bloquea la circulación del humor acuoso (líquido incoloro que se encuentra entre la cámara anterior y posterior del ojo) de la cámara anterior del ojo, produciéndose una elevada presión intraocular. En las fases avanzadas los síntomas son dolor, enrojecimiento, pérdida de la agudeza visual y edema de la córnea.

c) El desprendimiento de retina. En la fase de retinopatía proliferativa, los vasos sanguíneos de nueva formación a veces generan cicatrices que pueden derivar en un desprendimiento de retina.

2. 1. 2. *La nefropatía diabética*

También se denomina enfermedad renal diabética. Es la causa principal de una insuficiencia renal terminal o nefropatía terminal en los países desarrollados.

Entre el 30 y el 40 % de los pacientes con diabetes acaban desarrollando nefropatía diabética. Además, la nefropatía diabética conlleva una elevada morbilidad y mortalidad. Cuando aparece es prácticamente irreversible, por lo que es muy importante su detección precoz y frenar su progresión en el momento del diagnóstico. Existen pruebas sustanciales de que el tratamiento precoz puede retrasar o prevenir la progresión del trastorno.

En los pacientes con DM1, la nefropatía suele aparecer en torno a los quince o veinte años de evolución de la enfermedad. En cambio, en las personas con DM2 generalmente en el momento en que se diagnostica la enfermedad ya suele haber cierto grado de la enfermedad. Esto ocurre porque el inicio preciso de la DM2 es difícil de discernir.

La enfermedad se caracteriza por cambios estructurales degenerativos que conducen a fibrosis y atrofia de los túbulos renales, lo que altera el funcionamiento del riñón. Lo primero que se detecta es la presencia de pequeñas cantidades de albúmina en la orina (microalbuminuria), que se hace persistente. Con la evolución de la enfermedad se producen pérdidas mayores de albúmina en la orina (macroalbuminuria o proteinuria). Posteriormente aparece un síndrome nefrótico, cuando la proteinuria es elevada. El síndrome nefrótico precede a la enfermedad renal terminal en un periodo que oscila entre tres y cinco años, aunque esto último es variable. A medida que la enfermedad va evolucionando, hay una reducción progresiva de la función renal y se produce una disminución de la filtración del riñón. Además, aparece hipertensión, edema (acúmulo de líquido en los tejidos blandos) y cansancio.

La nefropatía diabética se diagnostica por albuminuria persistente en dos o más ocasiones, separadas al menos por tres meses en muestras de orina de primera hora de la mañana. También mediante el cociente albúmina-creatinina, que está aumentado. Es fundamental excluir una infección urinaria como causa de la albuminuria mediante un análisis de orina. Ayuda al diagnóstico que el paciente presente retinopatía diabética, hipertensión o enfermedad coronaria.

El tratamiento de la nefropatía diabética se centra en cuatro áreas: i) control glucémico; ii) control de la presión arterial; iii) tratamiento de la dislipidemia, y iv) reducción del riesgo cardiovascular.

Cuando la enfermedad avanza hasta una nefropatía terminal, las opciones son someterse a diálisis periódica (diálisis peritoneal o hemodiálisis) o a un trasplante renal. La diálisis peritoneal se puede llevar a cabo en el domicilio. El 30 % de los enfermos que se someten a diálisis periódica es por la nefropatía diabética. Además, es la primera causa de trasplante renal en los países occidentales. La enfermedad renal terminal suele aparecer tras más de diez años de evolución desde el inicio de la nefropatía.

2. 1. 3. *La neuropatía diabética*

La neuropatía diabética es un daño ocasionado en los nervios como consecuencia de la enfermedad. Esta complicación la padecen en torno a un 25 % de las personas con diabetes. Al igual que ocurría con la nefropatía, una parte relevante de los pacientes con DM2 presentan esta complicación en el momento del diagnóstico.

Existen varios tipos de neuropatías:

a) Periférica. Se dañan los nervios de las extremidades (piernas/pies y brazos/manos) y es la más frecuente de todas.

b) Autónoma. La lesión se produce en los nervios que controlan el funcionamiento de los órganos internos. Suele ocasionar problemas de alteraciones del ritmo cardiaco, tensión arterial, en la regulación del aparato digestivo, la vejiga, las glándulas sudoríparas y los ojos, así como disfunción sexual. También se incrementa la dificultad para detectar las hipoglucemias (hipoglucemias desapercibidas).

c) Focales. Ocurren cuando se daña un nervio concreto. Una de las más comunes es el síndrome del túnel carpiano.

d) Proximal. Es poco frecuente y afecta a la cadera, la nalga o el muslo. Suele producirse solo en un lado del cuerpo.

Los síntomas varían según el tipo de neuropatía y los nervios dañados. En el caso de la polineuropatía periférica, los más frecuentes son quemazón, hormigueo o entumecimiento en los dedos o los pies, sensibilidad extrema al tacto leve y dolor. El dolor puede ser difícil de controlar y en ocasiones repercute bastante en la calidad de vida de los pacientes. Este tipo de dolor, que se conoce como dolor neuropático, suele empeorar por la noche. Por suerte, no es uno de los síntomas habituales de la neuropatía diabética. Hay pacientes en los que con el tiempo puede perderse la capacidad de sentir estas molestias, lo que aumenta enormemente el riesgo de lesiones y de su detección.

El diagnóstico de la neuropatía diabética se basa en la historia clínica y la exploración física de las zonas afectadas. Para la neuropatía periférica se explora la pérdida de la capacidad para percibir la vibración, el tacto leve y el dolor. También se examina el movimiento en los dedos o los pies y la temperatura.

El tratamiento de la neuropatía diabética pasa, en primer lugar, por el control metabólico de la diabetes. Para ello son fundamentales las intervenciones en el estilo de vida (dieta y ejercicio). La prevención de las lesiones y el cuidado y revisión de los pies son también claves. Las personas con neuropatía no siempre sienten dolor cuando hay una herida o lesión en los pies. En caso de que se perciba dolor habrá que usar fármacos específicos para el dolor neuropático crónico.

Las complicaciones más graves vienen de la pérdida de la capacidad para sentir dolor, frío o calor. Esto aumenta el riesgo de lesionarse los pies y no detectar la lesión, la cual se puede complicar.

2. 2. Las complicaciones macrovasculares de la diabetes

Como ya hemos señalado, este tipo de complicaciones afectan a los grandes vasos sanguíneos como la aorta, las arterias coronarias y los vasos principales que riegan el cerebro y las extremidades, así como a los órganos irrigados por estos vasos sanguíneos. Las podemos clasificar como enfermedad cardiovascular, enfermedad cerebrovascular y enfermedad vascular periférica (PAD, por sus siglas en inglés). La primera se traduce en un mayor riesgo de anginas de pecho e infartos. La segunda está detrás de los infartos cerebrales o ictus. Finalmente, la manifestación más importante de la PAD es lo que se conoce como pie diabético.

La causa fisiopatológica central de las complicaciones macrovasculares es la aterosclerosis, la cual consiste en el acúmulo de lípidos (colesterol) y otras sustancias en las paredes de las arterias de mediano y gran calibre. Esta acumulación se llama placa de ateroma y provoca un estrechamiento de las arterias y una disminución y/o bloqueo del flujo sanguíneo. También puede romperse y formar un coágulo de sangre que viaja por el cuerpo.

2. 2. 1. La enfermedad cardiovascular en la diabetes

Esta complicación se produce por el daño que la diabetes ocasiona en las arterias coronarias y los nervios que regulan el funcionamiento del corazón (neuropatía autonóma).

Los pacientes con diabetes tienen un mayor riesgo de sufrir anginas de pecho e infartos de miocardio. Se piensa que ese peligro es el doble con respecto a las personas que no padecen diabetes. Además, la enfermedad cardiovascular aparece en personas más jóvenes. Esto hace que sea una de las causas principales de morbimortalidad en pacientes con DM2.

Probablemente una diabetes mal controlada aumente la amenaza de sufrir un infarto de miocardio más que cualquier otro factor de riesgo, salvo el tabaquismo. Hace una década, en un estudio amplio en numerosos pacientes de veinticinco países, con enfermedad coronaria y que supuestamente no padecían diabetes, se comprobó que el 18 % tenía DM2 no diagnosticada y el 37 % prediabetes. Así pues, más de la mitad de los pacientes de ese estudio presentaban problemas de control metabólico asociados a la DM2 [8].

Además, para empeorar las cosas un poco más, los pacientes con diabetes suelen tener otros factores de riesgo asociados a esta complicación como son la hipertensión, el colesterol elevado, la obesidad o la enfermedad renal crónica.

2. 2. 2. Los infartos cerebrales en la diabetes

Se define el infarto cerebral o ictus como un déficit neuronal agudo y localizado que persiste más de veinticuatro horas. Existen dos grandes tipos de infartos cerebrales:

a) Isquémico (un 85 % de los casos). Se origina por la oclusión de un vaso que produce una falta de riego sanguíneo en una zona del cerebro. El motivo es un coágulo de sangre que viene del corazón o de una arteria cercana o un trombo que está creciendo en una arteria cerebral afectada de aterosclerosis.

b) Hemorrágico (un 15 % de los casos). Se genera por un sangrado de un vaso sanguíneo cerebral, lo que ocasiona un acúmulo de sangre en el cerebro.

Las causas de los ictus en personas con diabetes son similares a las del resto de la población. Sin embargo, las personas con diabetes tienen numerosos procesos fisiopatológicos subyacentes que conducen a una mayor prevalencia de aterosclerosis de vasos pequeños y/o grandes. Las personas con diabetes tienen aproximadamente el doble de riesgo de sufrir un ictus. Además, la diabetes empeora el pronóstico de los ictus y disminuye un 25 % la capacidad de recuperarse tras este. Esto ocasiona en los pacientes una menor capacidad de funcionamiento autónomo en su vida diaria y una mayor probabilidad de morir a causa del ictus. Por otro lado, los pacientes con diabetes tienen más probabilidades de sufrir ictus recurrentes y de desarrollar deterioro cognitivo vascular que las personas sin diabetes. Esto ocurre porque, al igual que pasa en la enfermedad cardiovascular, los factores de riesgo asociados al ictus y que padecen con mayor frecuencia los pacientes con diabetes son los mismos.

Los estudios parecen indicar que un control estricto de la hiperglucemia no reduce la incidencia de ictus en pacientes con diabetes. No obstante, el tratamiento intensivo de la diabetes y de los factores de riesgo vascular concomitantes, especialmente la hipertensión, junto con modificaciones del estilo de vida, sigue siendo el enfoque fundamental para la prevención del ictus en esta población vulnerable.

2. 2. 3. *La enfermedad vascular periférica en la diabetes*

La PAD se define como la oclusión parcial o completa de los vasos periféricos de las extremidades superiores e inferiores. Suele producirse como parte de la aterosclerosis sistémica que sufren los pacientes con diabetes.

La PAD está fuertemente asociada a la diabetes. Varios estudios epidemiológicos, con numerosos pacientes, han demostrado que el riesgo de padecer esta enfermedad es de dos a cuatro veces superior en las personas que tienen diabetes. Por otro lado, la diabetes aumenta el riesgo de sufrir PAD en personas jóvenes. De nuevo, los factores de riesgo asociados a la PAD, además de la diabetes, son los mismos que los de la enfermedad cardiovascular y el ictus.

Las principales consecuencias de la PAD son las úlceras que no cicatrizan, la amputación de miembros y la discapacidad física. Afecta mayormente a los miembros inferiores ocasionando el pie diabético.

La presencia de la PAD aumenta el riesgo de tener neuropatía, que afecta a los miembros inferiores. A su vez la neuropatía dificulta poder detectar las úlceras originadas por la PAD, entrando de esta manera en un círculo vicioso peligroso. De ahí la importancia de tener una buena higiene de los pies, vigilarlos diariamente y acudir al podólogo con regularidad.

La mejor manera de diagnosticarla es mediante el índice tobillo-brazo. Es un método sencillo, muy fiable y que es capaz de diagnosticar la presencia de la PAD incluso en la fase preclínica. Para calcularlo hay que medir la presión arterial sistólica en unas arterias concretas del brazo, de la parte posterior de la pierna y del pie.

Aunque la prevalencia de la PAD es alta y sus consecuencias graves, sigue estando infradiagnosticada y, por tanto, infratratada.

A pesar de todo, con el paso del tiempo, pese a que ha aumentado la prevalencia de la diabetes, la tasa de eventos asociados a las complicaciones macrovasculares de la diabetes ha disminuido significativamente. De hecho, ha habido una reducción de un 50 % en las tasas de infarto de miocardio, ictus y amputaciones. Esto probablemente se deba, al menos en parte, al tratamiento médico de la hipertensión, las dislipidemias, la activación plaquetaria y la hiperglucemia.

3. La prevención de las complicaciones

La diabetes es una enfermedad crónica y por tanto su cuidado perdura toda la vida. Una de las facetas más significativas de la enfermedad es el control y la prevención de las complicaciones, ya que mejorarán la calidad de vida y aumentarán la esperanza de vida de los pacientes.

Resulta imprescindible tener en cuenta que la diabetes de cada persona es diferente, y esto afecta también a la presencia de complicaciones y a su evolución. A pesar de todo, para prevenir la aparición y enlentecer la evolución de las complicaciones hay que tener una mayor concienciación de la enfermedad y una mejor gestión de los factores de riesgo.

La mejor manera de prevenir las complicaciones de la diabetes es adoptando una serie de estrategias que se resumen a continuación:

a) Comprometerse a tener el mejor control metabólico posible. Esto supone monitorizar la glucemia de un modo habitual, seguir el tratamiento, llevar una alimentación sana, practicar ejercicio físico, mantener un peso saludable y conocer bien la enfermedad.

b) No fumar. El tabaco es un tóxico y se conoce desde hace tiempo que fumar incrementa el riesgo de sufrir la mayoría de las complicaciones de la diabetes.

c) Vigilar la tensión arterial y el perfil lipídico. La hipertensión daña los vasos sanguíneos, lo cual se suma a la lesión que ya produce en ellos la diabetes. Por otro lado, los niveles altos de colesterol también son perjudiciales y el perjuicio es mayor y más rápido cuando se tiene diabetes. La suma de hipertensión, dislipidemia y diabetes es un cóctel muy peligroso que puede provocar un infarto de miocardio, un ictus u otras afecciones potencialmente mortales. En este sentido, una dieta sana, con pocas grasas saturadas y sal, la reducción del consumo de alcohol y hacer ejercicio con regularidad disminuyen bastante estos factores de riesgo. Por último, es primordial vigilar regularmente la tensión arterial y comprobar el perfil lipídico con análisis de sangre periódicos.

d) Programar revisiones médicas y oftalmológicas cada cierto tiempo. Lo ideal sería poder hacerse de dos a cuatro revisiones anuales de la diabetes y al menos una exploración anual de la vista.

e) Mantener el calendario de vacunación al día. La diabetes aumenta el riesgo de contraer enfermedades infecciosas, a la vez que complica el curso de estas. Por tanto, seguir los programas de vacunación puede ayudar a prevenir estas enfermedades. Hay que prestar atención a las vacunas contra la gripe, el COVID-19, la neumonía y la hepatitis B.

f) Cuidarse la boca. Ya sabemos que las personas con diabetes son más propensas a tener problemas dentales y enfermedades de las encías y que un mal control metabólico favorece el riesgo de infecciones y su capacidad de curación. La prevención pasa por tener una estricta higiene bucal (cepillado habitual y correcto de los dientes con una pasta de dientes fluorada y usar seda dental), mantener unos hábitos de vida saludables y programar exámenes dentales al menos dos veces al año.

g) Prestar atención a los pies. Esto supone: i) tener una buena higiene de los pies; ii) evitar las situaciones que conduzcan a resecar la piel; iii) secarse bien los pies tras lavárselos (sobre todo entre los dedos); iv) hidratarlos hasta los tobillos (evitando poner crema entre los dedos, ya que el exceso de humedad puede provocar infecciones); v) vigilar constantemente la aparición de callos, ampollas, enrojecimientos, uñas encarnadas, úlceras e hinchazones, y vi) programar visitas periódicas al podólogo.

h) Reducir el consumo de alcohol al máximo posible.

i) Tomarse en serio el estrés. Cuando se está estresado es más fácil que se abandonen las rutinas habituales del cuidado de la diabetes. Para controlar el estrés hay que establecer límites, priorizar tareas, practicar técnicas de relajación, dormir suficiente y mantenerse positivo.

Todas estas medidas junto con un buen control metabólico ayudarán, sin duda, a ponerle freno a las complicaciones de la diabetes.

4. Las complicaciones emergentes de la diabetes

Aunque las complicaciones por así decirlo tradicionales de la diabetes siguen siendo un problema importante, los avances en el tratamiento de la enfermedad han hecho que las tasas de estas afecciones estén disminuyendo y que se alargue la esperanza de vida de los pacientes. Todo esto lleva a que las personas con diabetes se vuelvan más susceptibles a un conjunto diferente de complicaciones, que por otro lado también afectan a la población general más envejecida.

En la actualidad, se han puesto en evidencia nuevas asociaciones entre la diabetes y el cáncer, las infecciones, la discapacidad funcional y cognitiva, las enfermedades hepáticas, la apnea obstructiva del sueño y los trastornos afectivos, que ya se están comenzando a considerar como complicaciones emergentes de la diabetes o patologías asociadas a la diabetes.

En este sentido, ha habido una reducción de la mortalidad por enfermedad vascular, que en el pasado representaba más del 50 % de las muertes entre las personas con diabetes. Por otro lado, en algunos países, el cáncer y la demencia son ahora las principales causas de muerte en personas con diabetes.

Un par de preguntas que nos podemos hacer son: i) si realmente hay una relación más fuerte entre las complicaciones mencionadas y la diabetes y ii) si los pacientes con diabetes tienen más riesgo de sufrir estas complicaciones que la población sin la enfermedad. A este respecto, los estudios de cohortes de pacientes han descrito asociaciones de la diabetes con varios tipos de cáncer, discapacidad funcional y cognitiva (demencia), enfermedades hepáticas, trastornos psicológicos y afectivos (depresión, ansiedad y problemas alimentarios) y trastornos del sueño (apnea obstructiva del sueño). También han aportado nuevos conocimientos sobre las complicaciones de la diabetes *mellitus* relacionadas con las infecciones [9].

Hace más de cincuenta años, se demostró que los pacientes con diabetes tienen un mayor riesgo de desarrollar cáncer en comparación con la población general [10]. Además, se ha descrito que las personas con diabetes presentan una mayor mortalidad para todas las modalidades de cáncer, con independencia del tipo de diabetes que padezcan. Por otro lado, la intensidad de la asociación entre diabetes y cáncer depende de la localización del cáncer, varía según el género y es diferente en la DM1 y la DM2. Las razones de esta relación no están del todo claras, pero se han propuesto varios mecanismos etiológicos que podrían estar implicados en la asociación de la diabetes y el cáncer. Entre ellos están la hiperinsulinemia, la hiperglucemia, la inflamación y diversas rutas de señalización celular.

La discapacidad la podemos definir como una dificultad para el funcionamiento en uno o varios ámbitos de la vida que experimenta una persona con un problema de salud. Bajo esta consideración, la discapacidad está presente en los pacientes con diabetes. Se ha calculado que las dificultades en las actividades de la vida diaria entre las personas con diabetes oscilan entre el 12 % y el 55 %. No obstante, es importante destacar que estos datos se han obtenido a partir de estudios realizados en personas mayores de sesenta años, por lo que no aplicables a grupos de edad más jóvenes [11]. Los mecanismos por los que la diabetes provoca discapacidad funcional siguen sin conocerse. Se ha sugerido que la hiperglucemia provoca inflamación sistémica, que es uno de los componentes de un proceso multifactorial que da lugar a la discapacidad. La rápida pérdida de fuerza y de la calidad del músculo esquelético que se observa entre las personas con diabetes podría ser otra causa. Además, otras complicaciones de la diabetes como el ictus, la neuropatía periférica y la disfunción cardiaca pueden ser causas directas de la discapacidad.

La relación entre diabetes y la enfermedad metabólica de hígado graso asociada (MAFLD, por sus siglas en inglés) es bidireccional, ya que se asocia a un mayor riesgo de desarrollar MAFLD. A su vez, los pacientes con MAFLD tienen mayor riesgo de padecer DM2 [12]. Se han implicado varios factores en las causas de la enfermedad hepática en personas con diabetes, destacando la resistencia a la insulina y el acúmulo de grasa en el hígado.

La diabetes y la depresión parecen tener orígenes biológicos comunes. La activación del sistema inmunitario innato y la inflamación de fase aguda contribuyen al desarrollo de la DM2. El aumento de los niveles de citoquinas inflamatorias predice la aparición de la DM2, y cada vez hay más pruebas de la implicación de la inflamación mediada por citoquinas en las causas de la depresión. Otro mecanismo que vincula la depresión con la diabetes es la alteración en la regulación del eje que controla las interacciones que hay entre el funcionamiento del hipotálamo, la hipófisis y las glándulas suprarrenales.

En el ámbito clínico, la DM2 se ha relacionado con deterioro cognitivo y demencia. Esto se debe a los daños macro y microvasculares en la circulación sanguínea del cerebro, pero también a las lesiones en la microcirculación (capilares) cerebral. Los capilares se pueden obstruir, romperse o verse alterados por una disfunción del sistema nervioso autónomo que los regula y que termina ocasionando un flujo inadecuado de sangre.

La apnea obstructiva del sueño es más frecuente en la DM2 y se cree que el mecanismo por el que esta podría aumentar el riesgo de desarrollar esta apnea implica una regulación alterada del sistema nervioso autónomo que conduciría a trastornos respiratorios del sueño.

Los pacientes con diabetes presentan con mayor asiduidad

algunos tipos de infecciones comunes y también padecen infecciones más atípicas, de un modo casi exclusivo. Además, en las personas con diabetes el curso de las infecciones es más complejo y puede presentar más complicaciones y mortalidad. Por otro lado, hay que señalar que las infecciones empeoran el control de la glucemia. Los mecanismos que podrían vincular la diabetes con las infecciones incluyen las alteraciones del sistema inmune ocasionadas por la hiperglucemia. Existe una respuesta reducida de las células del sistema inmune responsables de luchar contra las infecciones (fundamentalmente los linfocitos T y los neutrófilos) y la presencia de trastornos de la inmunidad humoral. Otra causa se debe a que las complicaciones vasculares y neuropáticas dificultan la llegada de las células inmunitarias al foco de la infección. Una última causa es la pérdida de las barreras defensivas que están en la piel y las mucosas.

Hay otras complicaciones emergentes relacionadas con la diabetes como son la degeneración neural de la retina, el daño en los túbulos de las nefronas y el espacio que existe entre estos, la lesión del sistema nervioso autónomo que regula el funcionamiento del sistema cardiovascular, la cardiomiopatía diabética, que origina una disfunción de los ventrículos (en ausencia de enfermedad coronaria por ateroesclerosis e hipertensión) y la enfermedad microvascular pulmonar por daño en la microcirculación de los pulmones [13].

Con los avances en el tratamiento de la diabetes y el consiguiente aumento de la esperanza de vida, el rostro de las complicaciones de la diabetes está cambiando. A medida que se optimiza el tratamiento de la glucemia y de las complicaciones tradicionales de la diabetes, empezamos a observar efectos deletéreos de la diabetes en el hígado, el cerebro y otros órganos. Dada la carga y el riesgo sustanciales de estas complicaciones emergentes, las futuras estrategias clínicas y de salud pública deberían actualizarse en consecuencia. Es necesario aumentar la concienciación sobre estas complicaciones emergentes entre los médicos de atención primaria, en la primera línea de la atención a la diabetes. Además, debería considerarse la posibilidad de incluir el cribado de enfermedades como la depresión, la MAFLD y los cánceres en las directrices sobre diabetes.

11

DE LA EDUCACIÓN EN DIABETES A LA CONVIVENCIA CON LA ENFERMEDAD

1. La importancia de la educación en diabetes

La educación sobre la enfermedad es uno de los pilares del tratamiento de la diabetes. Su trascendencia se debe a que la diabetes es una enfermedad crónica que permea en casi todos los aspectos de la vida de los pacientes. Las personas con diabetes y su entorno deben ser capaces de conocer e identificar las conductas que son más favorables para el control de su enfermedad y las complicaciones que conlleva. Además, deben tener las herramientas que les permitan poder llevar estilos de vida saludables, usar la tecnología que facilita su vida diaria y seguir los tratamientos adecuados. La adherencia al control de la diabetes, al tratamiento y a un estilo de vida adecuado requiere del compromiso de los pacientes, que solo puede tener lugar si las personas con diabetes entienden su relevancia.

La educación diabetológica también se llama educación terapéutica. Su objetivo es aumentar los conocimientos, las habilidades y las actitudes de los pacientes para que puedan asumir la responsabilidad del manejo diario de su enfermedad. En definitiva, empoderar a los pacientes. La finalidad última es mejorar el control metabólico de la enfermedad, frenar el avance de sus complicaciones, aumentar la adherencia al tratamiento y mejorar la calidad de vida. Lo ideal es que esté centrada en los pacientes y que tenga en cuenta sus capacidades, recursos, valores y estilo de vida. Esto es esencial porque en muchas ocasiones con la educación terapéutica se pretende cambiar el comportamiento de los pacientes. Para ello lo mejor sería poder aplicarla a nivel individual de cada paciente, aunque esto es muy complicado. No obstante, sí se pueden enfocar los programas a los diferentes grupos poblacionales como, por ejemplo, niños y adolescentes o ancianos.

La educación en diabetes requiere de la participación de los pacientes, su familia y el equipo de salud que lleva la enfermedad. Es necesario que el equipo sanitario adapte la pauta de tratamiento a los pacientes y les enseñe a ser lo más independientes posible. A la vez también hay que conseguir que el paciente y su entorno asuman la diabetes y consideren los beneficios que tiene un buen control de la enfermedad y se impliquen en su cuidado personal.

La relevancia de la educación terapéutica no es nueva y ha ido ganando peso e importancia con el paso de los años. En el siglo XIX Apollinaire Bouchardat fue el primero en entender el peso de la responsabilidad del paciente en su tratamiento y desarrolló los primeros programas de educación en diabetes. Unos años después, en el primer cuarto del siglo XX, el médico norteamericano Elliott Joslin le dio un impulso definitivo a la educación terapéutica. Joslin era un firme creyente de la importancia de empoderar a los pacientes y capacitarlos para cuidar de su propia diabetes. Se adelantó a su tiempo y fue un pionero de lo que ahora se conoce como «Educación para el Autocontrol de la Diabetes». Suya es la frase «la educación no es una parte del tratamiento de la diabetes, es el tratamiento». De esa época son los primeros campamentos de verano para niños con diabetes. Estos campamentos experimentaron un auge definitivo a partir de la década de los cincuenta. En 1972, Leona Miller y Jack Goldstein demostraron que la organización de grupos de enseñanza sobre aspectos básicos de la diabetes mejoraba el control de la glucemia y las complicaciones de la enfermedad [1]. En 1977 se creó el Grupo de Estudio para la Educación de la Diabetes (DESG, por sus siglas en inglés), que reunía a profesionales europeos interesados en formar a los pacientes con diabetes. Jean-Philippe Assal fue uno de los impulsores de este grupo y el que acuñó el término educación terapéutica para darle fuerza al concepto de que es una enseñanza al servicio del tratamiento de la diabetes. El DESG, junto con las asociaciones de pacientes y las autoridades políticas europeas, en una reunión que tuvo lugar en Saint-Vicent (Italia) en 1989 elaboró y firmó la «Declaración de Saint-Vincent», que estableció unos objetivos para los pacientes con diabetes e incluyó la educación terapéutica como un aspecto fundamental [2]. En España, uno de los pioneros en la educación de los pacientes con diabetes ha sido Guido Rufino.

En 1993, el «Ensayo sobre el control de la diabetes y sus complicaciones» demostró que la combinación de una terapia intensiva en el tratamiento de la diabetes y un programa estructurado de educación diabetológica eran capaces de prevenir de forma significativa las complicaciones crónicas de la diabetes [3].

Estudios posteriores han demostrado la importancia de los programas de educación terapéutica en la mejoría de la salud y la calidad de vida de los pacientes con diabetes [4, 5].

A lo largo de todo este tiempo, la educación diabetológica ha evolucionado desde la mera transmisión de información al empoderamiento de las personas con diabetes. Antes los programas de educación seguían un modelo paternalista, en el que los profesionales sanitarios instruían a los pacientes y estos, de forma pasiva, asimilaban las enseñanzas. En la actualidad, además de enseñar lo que se pretende es que los pacientes conozcan sus necesidades y habilidades, tengan apoyo y puedan cumplir sus expectativas. Se intenta que el paciente sea responsable de su diabetes y disponga de las herramientas necesarias para que pueda tomar las decisiones más propicias para su autocuidado. Por lo tanto, es necesario que los programas de educación terapéutica se adapten a las necesidades de aprendizaje de las personas con diabetes, a sus experiencias vitales y giren en torno al paciente.

Es importante señalar que el empoderamiento tiene que ver con la motivación de cada persona, la confianza que tenga en sí misma, su fuerza mental y su control interno. Un paciente empoderado tiene control sobre su vida y su enfermedad, ya que posee pensamiento crítico y capacidad para decidir y satisfacer sus necesidades.

En definitiva, los beneficios de un programa estructurado de educación en diabetes son una mayor adherencia al tratamiento, mejor control de la glucemia, mayor calidad de vida, aumento de la satisfacción del paciente, disminución de las complicaciones, mayor seguimiento del paciente y reducción de los costes sanitarios.

Llegados a este punto podemos intuir que la educación terapéutica se puede abordar desde la perspectiva de la prevención, en el momento del diagnóstico de la enfermedad o cuando la diabetes se encuentra establecida.

En este capítulo vamos a centrarnos en los dos últimos casos, y explicaremos, de un modo general, en qué consiste la educación terapéutica.

2. Los programas estructurados de educación terapéutica

El manejo adecuado de la diabetes suele incluir muchas decisiones diarias, como elegir qué tipo de carbohidratos se van a ingerir y contarlos, controlar las concentraciones de glucosa en sangre, determinar la duración, intensidad y tipo de actividad física que se realizará, estar pendientes de las posibles hipo e hiperglucemias, cuidar los pies, sentirse preparado para una posible situación de emergencia, tomar la medicación y en caso de ser necesario administrar y calcular las dosis de insulina. Esto es una muestra de las numerosas decisiones complejas que toman las personas con diabetes y sus cuidadores, y nos da una idea de lo difícil que puede ser poner en marcha programas estructurados de educación en diabetes.

Según el Instituto Nacional para la Salud y el Cuidado de Excelencia, un programa estructurado de educación terapéutica debe cumplir con una serie de requisitos: i) estar basado en la evidencia científica y ajustarse a las necesidades (clínicas y psicológicas) de los pacientes, adaptándose a su contexto y nivel cultural; ii) disponer de planificación y de medios materiales y humanos; iii) tener unos objetivos claros, concretos, evaluables y que favorezcan el desarrollo de los conocimientos, actitudes, motivaciones y creencias y habilidades para el autocuidado; iv) contar con un sistema de garantía de calidad que pueda ser auditado y permita su evaluación periódica, y v) estar impartido por profesionales preparados. Por último, a la hora de planificar el programa hay que hacerlo considerando unos objetivos básicos y a corto plazo y otros avanzados y a más largo plazo.

2. 1. Fases de los programas de educación terapéutica

Un programa estructurado de educación terapéutica pasa por cuatro fases:

2. 1. 1. Valoración inicial del paciente y su entorno

Hay que saber cuáles son los conocimientos, habilidades, motivaciones, conductas y hábitos de vida de los pacientes y su entorno. También se realiza una revisión médica exhaustiva (control metabólico, presencia de complicaciones y comorbilidades), se evalúan las necesidades clínicas y de educación y se establece un pacto de objetivos, que se consensúan con el paciente y su familia o cuidadores. Esta primera fase se lleva a cabo con una visita individual al paciente y/o familia o cuidadores.

2. 1. 2. Intervención educativa

Se establece el contenido, número y duración de las sesiones. Se define el tipo de ejercicios previstos, el material que se va a usar y el tiempo de seguimiento de los pacientes. Las intervenciones pueden ser individuales, grupales (de ocho a diez personas) o una mezcla de ambas. La educación individual se suele realizar en el momento del diagnóstico de la enfermedad, cuando se vaya a comenzar el tratamiento con insulina, en situaciones de descompensación de la diabetes o cuando el paciente esté pasando por una situación estresante. Las sesiones de intervención educativa se pueden realizar mediante clases, talleres, recursos online, aplicaciones móviles y otros elementos disponibles. En cualquier caso, las sesiones educativas se deben adaptar a las preferencias y circunstancias de los pacientes.

2.1.3. Seguimiento

Esta fase es flexible y se adaptará al ritmo de aprendizaje del paciente, a su disponibilidad y a la del equipo de educación. Se continuará con los objetivos que se establecieron y se irá evaluando la marcha del programa y las posibles adaptaciones a las necesidades individuales de cada paciente. En cada visita se debe aprovechar para reforzar el aprendizaje. En un principio estas deben ser presenciales, pero, a medida que se hayan obtenido las competencias básicas, las siguientes se pueden ir espaciando y algunas de ellas hacerse telemáticamente. Es conveniente que el paciente y su familia dispongan de un medio de contacto con el equipo educador para los casos de urgencia. Finalmente, hay que determinar cuánto tiempo durará esta fase.

2.1.4. Evaluación del programa y alta del mismo

Una vez que se han conseguido todos los objetivos del programa se le da el alta al paciente y se realiza una evaluación del programa y del paciente. No obstante, los programas de educación terapéutica necesitan una evaluación continua en cada visita. Si esto no fuera posible, es aconsejable evaluar a los tres, seis y doce meses de inicio del programa. La evaluación permite reconocer cuáles son las carencias y reforzar los contenidos. Al paciente se lo evalúa mediante la entrevista clínica, los parámetros clínicos, la adherencia al tratamiento y la calidad de vida.

2.2. Contenidos de un programa de educación terapéutica

Los temas del programa se adaptarán a las características del paciente, momento de la enfermedad y tipo de diabetes. De todos modos, es importante que en general tengan los siguientes contenidos claves:

a) Información sobre los diferentes tipos de diabetes, sus causas, síntomas y complicaciones agudas y crónicas.

b) Monitorización de la glucemia, para ello se debe explicar la importancia de medirse la glucemia, los sistemas de medida que existen y las nuevas tecnologías que están disponibles al respecto, así como interpretar los datos que salen, entender los rangos y objetivos que se establecen y por qué y cómo actuar en función de los valores de glucemia.

c) Control metabólico. Es necesario que los pacientes conozcan una serie de cifras importantes (glucemia, HbA1c, peso, IMC, perímetro abdominal, tensión y colesterol).

d) Educación nutricional. Hay que enseñar a planificar una dieta, la importancia de los horarios, en qué consiste una dieta saludable y cuáles son los grupos de alimentos que la forman, qué es una ración, cómo identificar los carbohidratos y hacer un recuento de ellos, conocer el índice glucémico y la carga glucémica, tener presente qué son los alimentos ultraprocesados, conocer los edulcorantes y saber leer las etiquetas.

e) Actividad física y deporte. Es básico entender los beneficios del ejercicio físico sobre la enfermedad, cómo afecta a la glucemia, la importancia de medirse la glucemia antes, durante y después del ejercicio, cómo actuar en función de los valores de glucemias, qué tipo y cantidad de carbohidratos comer, qué rutinas de ejercicio seguir en función del tipo, intensidad y duración de este y qué estrategias hay para superar las barreras que dificultan la realización de la actividad.

f) Gestión de la medicación. Se debe instruir a los pacientes sobre los diversos medicamentos (orales e inyectables) para tratar la diabetes (dosis, tiempos, forma de administración y efectos secundarios) y la necesidad de seguir el tratamiento. En el caso de la utilización de insulina, se deben conocer los tipos de insulina, sus picos de acción, las dosis, sus efectos, la técnica y los lugares de inyección, la conservación de la insulina y el manejo de las plumas o bolígrafos. Si se usan bombas, hay que educar en todo lo referente a su empleo y posibles problemas.

g) Manejo de las complicaciones agudas (hipo e hiperglucemias). Saber prevenirlas, reconocerlas y cómo actuar ante ellas.

h) Cuidar los pies. Resaltar la importancia de la higiene y las inspecciones diarias, así como del uso de un calzado adecuado.

i) Reducción de los riesgos. Es fundamental educar sobre los hábitos de vida saludables y sobre los que aumentan el riesgo de las complicaciones asociadas a la diabetes y de padecer otras enfermedades.

j) Conocer la necesidad de las revisiones médicas periódicas, con el equipo médico habitual y los diferentes especialistas.

k) Tener presente que hay otras enfermedades que pueden afectar a la diabetes y su control metabólico y cómo lo hacen.

l) Reducción del estrés. Hay que formar a los pacientes en las diversas técnicas de reducción del estrés, la realización de ejercicios de relajación y la gestión del tiempo.

m) Aprendizaje permanente. Es conveniente hacer hincapié en lo importante que es una formación continuada para mantenerse al día sobre los avances en los diferentes ámbitos de la diabetes.

Todo lo que hemos mencionado hay que enfocarlo no solo desde un punto de vista teórico, sino que el paciente debe aprender a tomar decisiones e identificar y resolver los problemas comunes del día a día, relacionados con los contenidos indicados. Hay que promover la capacitación del paciente, su eficiencia y confianza sobre el manejo de su diabetes, su competencia para establecer objetivos realistas y su participación activa en la toma de las decisiones médicas relacionadas con su enfermedad. En definitiva, las personas con diabetes deben ser capaces de poder adaptar su enfermedad a sus actividades diarias y a las situaciones especiales que puedan surgir.

Por último, también hay que mencionar que existen programas de educación terapéutica centrados en aspectos específicos de la diabetes, en los diferentes tipos de diabetes o en los tiempos de la enfermedad. Por ejemplo, hay programas para personas con DM1 en el momento del debut o con una DM1 ya establecida. Estos programas pueden ir dirigidos a niños, adolescentes o adultos. Además, existen otros para pacientes con DM2 adultos o ancianos. Lo hay para personas con capacidades mentales disminuidas, con prediabetes, para mujeres con diabetes que se estén planteando un embarazo, para mujeres con diabetes gestacional. Finalmente, dentro de las situaciones concretas de la enfermedad, se han desarrollado programas para el inicio de la insulinización, la prevención, la identificación y el tratamiento de las hipoglucemias y para el uso de las tecnologías en la monitorización y el control de la diabetes (sistemas de monitorización continua de glucosa y bombas de insulina).

2. 3. La educación terapéutica en personas con DM1: el momento del debut

Como ya sabemos, la DM1 aparece de repente y casi siempre en las dos primeras décadas vitales. Esto origina una tormenta en la vida de los pacientes y sus familias, que de pronto se enfrentan a un mar de dudas y se encuentran con la necesidad de tener que actuar de inmediato, por lo menos en algunos aspectos. Para estas situaciones existen programas de educación terapéutica denominados, usando una terminología coloquial, de supervivencia.

Son cursos básicos que se dan tras el debut y continúan cuando el paciente recibe el alta hospitalaria. Lo que se pretende es que la persona con diabetes y su familia adquieran los conocimientos y las competencias básicas para poder seguir con el tratamiento en su domicilio de un modo seguro.

Estos programas suelen durar entre tres y cinco días y constan de cuatro o cinco sesiones. Cuando una persona debuta con diabetes, el ingreso hospitalario suele durar unos cuatro o cinco días y aquí ya se puede empezar con el programa de educación terapéutica. En esos momentos, el programa abarca únicamente los conceptos más básicos, necesarios y de seguridad. Es preciso considerar que el diagnóstico reciente de DM1 supone un impacto importante en el paciente y su familia, lo cual puede dificultar el aprendizaje.

El programa de «supervivencia» comprendería cuatro o cinco sesiones que se celebrarían cada una en un día diferente. Los aspectos que deben aprender son estos: i) qué es la diabetes y los distintos tipos; ii) cómo monitorizar la glucemia y cuáles son los valores óptimos de control; iii) las diferentes presentaciones de insulina y su acción, los sistemas de inyección y las técnicas de administración; iv) reconocer los síntomas de las hipo e hiperglucemias, saber cómo tratarlas y explicar la importancia de los cuerpos cetónicos, su significado y cómo medirlos, y v) identificar los alimentos que contienen hidratos de carbono y poder diseñar una dieta equilibrada.

Tras recibir el alta hospitalaria, y no más tarde de una semana, es fundamental continuar con un programa de educación ambulatoria de unas ocho sesiones, en las que se siga trabajando en conceptos básicos sobre la diabetes.

Una buena parte de los pacientes que debutan con DM1 lo hacen en la edad pediátrica, por lo que el programa también irá dirigido a los padres. Asimismo, debe considerar al entorno familiar (abuelos y otros cuidadores) y maestros. Además, la edad y el grado de madurez del niño establecerán el ritmo de aprendizaje y de adquisición de las herramientas necesarias para su autocuidado. Por otro lado, la edad pediátrica tiene una serie de peculiaridades, ya que la enfermedad es más inestable por razones biológicas y hay que conseguir la colaboración de los niños. Cuando son menores de cinco años esto resulta complicado (tienen dificultades para entender la importancia de integrar la diabetes en su vida diaria, les dan miedo las inyecciones, les gustan los dulces, experimentan cambios en el apetito y suelen realizar una actividad física no controlada). Además, poseen un mayor riesgo de hipoglucemias (especialmente cuando intentan mantenerse dentro de valores estrictos). Todo esto hace que, a veces, se produzcan en los padres situaciones de miedo, inseguridad o ansiedad.

Otro aspecto importante es que el niño a medida que va creciendo va aumentando sus capacidades cognitivas, de aprendizaje y su autonomía. Esto significa que con el paso del tiempo hay que adaptar los objetivos y los métodos educativos. La meta es que poco a poco se vaya implicando en su autocuidado y que al llegar a la adolescencia sea autónomo a la hora de manejar su enfermedad, de una forma independiente de sus padres y con la suficiente responsabilidad para tomar sus decisiones sobre su diabetes. En este camino hacia la madurez conviviendo con la diabetes habitualmente se establecen cinco etapas:

a) Cero a cuatro años. Hay que conseguir que la diabetes forme parte de su vida, que participe en el control de su glucemia y que comience a adquirir buenos hábitos alimentarios.

b) Cinco a siete años. Los objetivos son que el niño se mida la glucemia solo, que aprenda a distinguir valores de glucemias altos y bajos, que sea capaz de reconocer las hipoglucemias y la importancia de actuar con rapidez y que vaya consolidando unas costumbres alimentarias saludables. Todo esto siempre lo tiene que hacer bajo la supervisión de un adulto.

c) Ocho a once años. En esta etapa se aprende sobre los diferentes tipos de insulina, sus picos de acción y las técnicas de inyección. También debe ser capaz de prevenir y solucionar una posible hipoglucemia. Además, se profundiza en el conocimiento nutricional enseñando los diferentes grupos de alimentos y se puede empezar a elaborar los primeros menús (por ejemplo, desayunos, meriendas o cumpleaños con amigos).

d) Doce a quince años. La supervisión de los adultos se va retirando progresivamente y adquieren más responsabilidades en el control y tratamiento de su diabetes. Tendrá que ir adquiriendo autonomía a la hora de amoldar la diabetes a su vida diaria (estudios, alimentación, actividades deportivas y salidas nocturnas). Es muy necesario conocerse a sí mismo y poder integrarse en un grupo de amigos. Hay que saber el efecto que las drogas, el alcohol y el tabaco tienen en la diabetes.

e) Dieciséis a dieciocho años. Al final de esta etapa, el adolescente debe tener la responsabilidad completa del cuidado de su enfermedad. Hay que volver a incidir en los efectos del alcohol, tabaco, drogas y saber manejarse en las salidas nocturnas. Es fundamental interiorizar la trascendencia de un buen control metabólico para evitar o retrasar la aparición de las complicaciones crónicas de la diabetes.

3. LA DIABETES PUEDE AFECTAR A LA SALUD MENTAL

Los pacientes con diabetes llevan una vida con muchas exigencias, desafíos e incertidumbres. El día a día los obliga, por ejemplo, a mantener unos niveles de glucemia controlados, a estar pendientes de los episodios de hipo e hiperglucemias, a seguir un tratamiento continuo, a vigilar la alimentación y su horario y a no perder de vista las complicaciones. Además, con la premisa de que es para toda la vida. Como resultado, es obvio que los pacientes con diabetes pueden desarrollar síntomas de ansiedad o trastornos de ansiedad. De hecho, un estudio llevado a cabo en varios países reveló que el 18 % de los pacientes con diabetes sufría al menos un tipo de trastorno de ansiedad y el 3 % padecía múltiples trastornos de ansiedad [6]. Vivir con diabetes puede conducir a sentimientos de ansiedad, angustia, sensación de sobrecarga, episodios de bajo ánimo e incluso depresión. Además, desde el diagnóstico de la enfermedad y a medida que va transcurriendo el tiempo, los pacientes suelen pasar por fases de negación de la enfermedad, posterior ira y frustración, para después tratar de racionalizar el proceso y enfrentarse a ella con la idea de buscar soluciones y finalmente conseguir aceptarla.

Este conjunto de problemas relacionados con la salud mental de los pacientes con diabetes se conoce como estrés por diabetes o angustia por diabetes. Es un conjunto de estados emocionales negativos que surgen como consecuencia de los riesgos de la enfermedad y de la permanente necesidad de cuidarse [7]. Así pues, es una respuesta emocional a los retos que plantea la diabetes y como tal puede contener emociones de miedo, ira, culpa, preocupación, frustración, tristeza, impotencia, desesperanza y/o agotamiento.

Los motivos de la angustia pueden ser múltiples y hay estudios que han tratado de identificarlos. Entre ellos destacan la impotencia ante la enfermedad, el miedo a las hipoglucemias, el agobio por la necesidad de autocontrol constante, la ansiedad por el manejo de la enfermedad, las posibles percepciones sociales negativas, la preocupación por tener que vigilar siempre la alimentación, el miedo al personal sanitario, la posible desazón de amigos y familiares, el temor a la aparición de las complicaciones crónicas, las limitaciones para viajar, la obligación de realizar ejercicios físicos de un modo rutinario, los gastos asociados a la enfermedad y la reducción de las interacciones sociales [8].

La gravedad de la angustia por diabetes se relaciona con una mayor duración de la enfermedad, la juventud, un peor control metabólico y una menor autoeficacia. Es clave poder gestionar este problema de salud mental. Si no se hace, hay un control metabólico más pobre, menor adherencia al tratamiento, pérdida de las conductas de autocuidado con menor autoeficacia, aparición de creencias negativas sobre la salud y en definitiva una merma en la calidad de vida.

Convivir con la diabetes a veces puede resultar complicado y afecta a la dimensión psicológica, personal y social de la calidad de vida. Es decir, lo que podríamos entender como sensación de bienestar general. Los pacientes con diabetes se enfrentan a retos físicos, emocionales, psicológicos, sociales, laborales e interpersonales, que les colocan barreras en su vida diaria.

Dado que las personas con diabetes pueden verse afectadas por una disminución de esta dimensión de la calidad de vida, el tratamiento de la enfermedad debe considerar este escenario de problemas de salud mental e intentar reducir la carga global de la enfermedad. Por lo que a los tratamientos habituales hay que sumar intervenciones psicológicas destinadas a aliviar estos problemas. En este sentido, ya se han desarrollado herramientas como el «Cuestionario de calidad de vida dependiente de diabetes» y el «Cuestionario de calidad de vida de diabetes» [9]. Estos cuestionarios permiten evaluar la situación y son el punto de partida para mejorar la salud mental de los pacientes con diabetes.

En los últimos años se han puesto en marcha o adaptado programas de intervención psicológica y estrategias de orientación para tratar la angustia por diabetes, los problemas de salud mental y la pérdida de la calidad de vida. Además, están las entrevistas motivacionales, las prácticas de relajación, la meditación y el *mindfulness*. Es importante que los pacientes consigan apoyo para que desarrollen habilidades y estrategias emocionales con las que puedan identificar sus emociones y de esta manera modificar su estado de ánimo. Una adecuada gestión de las emociones ayuda a tener un mayor bienestar emocional y social.

Todas estas opciones han demostrado su eficacia en la mejoría de la salud mental de los pacientes y en definitiva en las conductas de autocuidado y permiten una mayor adherencia al tratamiento y al estilo de vida.

En las enfermedades crónicas, las características de la personalidad de los pacientes afectan a la convivencia con la enfermedad, y la diabetes no se escapa a esta premisa. Ya se ha visto que algunas peculiaridades en la forma de ser de las personas intervienen en la manera de enfrentarse a la enfermedad y en el autocuidado de la diabetes. De hecho, hay estudios que han analizado cómo el perfil de personalidad de los pacientes con diabetes influye en el manejo de la enfermedad [10]. A los pacientes con una mente abierta, extravertidos, amables y responsables les resulta más fácil controlar su enfermedad y tienen un mejor autocuidado de la diabetes. Además, viven la enfermedad con menos miedos y preocupaciones. Por otro lado, las personas con tendencia a comportamientos neuróticos y menor estabilidad emocional sufren más estados de ánimo negativos sobre la diabetes, se preocupan más y son menos activos socialmente. Esto hace que sea muy probable que este tipo de personas tengan problemas a la hora de la autogestión y la adherencia al tratamiento, lo que supondría un menoscabo de su salud mental y peor calidad de vida.

Un caso especial es la diabetes infantil. En esta situación puede aparecer un aumento del estrés entre los padres, conflictos por una gestión inadecuada de la diabetes, temor a las hipo e hiperglucemias, miedo a la aparición de las complicaciones crónicas o angustia por las posibles hospitalizaciones. El manejo de la diabetes en niños y adolescentes presenta retos importantes, especialmente en la etapa de la adolescencia, en la que aparece la necesidad de autonomía, las discusiones por la dinámica familiar (ya habituales con cualquier adolescente), los amigos y compañeros y el deseo de no ser diferentes. Todo esto puede ocasionar un escenario de rebeldía frente a la enfermedad y la necesidad de seguir un tratamiento y un estilo de vida determinados, así como un aumento de los comportamientos de riesgo. Por lo tanto, en ocasiones será necesario un apoyo psicológico por parte de profesionales de este campo.

¿Qué podemos hacer para tratar de reducir el estrés por diabetes? Algunas recomendaciones serían demandar apoyo especializado, pensar que no estás solo y buscar el sostén de tus seres queridos, comunicar tus sentimientos a los demás, entender la diabetes como una carrera de fondo y ponerse metas realistas y a corto plazo, llevar una rutina saludable con tiempo para uno mismo, ser activos socialmente, hacer ejercicio físico, y si es al aire libre y en la naturaleza mejor, y conectarse con el presente para vivir el aquí y ahora.

Es necesario concienciar a la población y a los profesionales sanitarios de que la diabetes tiene repercusiones en la salud mental de los pacientes y que estas afectan a su calidad de vida y al autocuidado de la enfermedad. Por eso es necesario incluir la atención psicológica básica en la práctica clínica y en los cuidados de la enfermedad.

12

QUE EL FUTURO NOS ACOMPAÑE:
LA CIENCIA HECHA REALIDAD

1. ¿QUÉ CONSIDERAMOS CURACIÓN DE LA DIABETES?

Este es el último capítulo del libro y el que más alegría me produce al escribirlo. Cuando me enfrento a él, múltiples preguntas se agolpan en mi cabeza y todas ellas con respuestas ilusionantes.

Con el fin de ordenarlas, las primeras de ellas serían: ¿qué podemos considerar como curación de la diabetes?, ¿estará curada la diabetes en un futuro próximo?

Desde un punto de vista médico se puede definir la curación como una restauración del estado de salud. Se trata de un concepto que es fácil de entender y aplicar para una enfermedad aguda, como por ejemplo una infección vírica. En el caso de las enfermedades crónicas esta idea es más difícil de acotar, por eso en ellas también se usa el término «remisión», que significa la desaparición de los signos y síntomas de la enfermedad, aunque no necesariamente de sus causas. A veces incluso también se emplea el concepto de remisión prolongada. El problema está en que definir la curación o remisión de la diabetes no es tan obvio como podría parecer. Esto se debe a las características propias de la diabetes, que hacen que la distinción entre el éxito del tratamiento y la curación sea borrosa. Otra opción sería entender la curación como una remisión que dura toda la vida, con independencia de cómo se logre. Así pues, si un paciente tiene los valores de glucemia normalizados y el avance en la progresión de la diabetes y sus complicaciones se ha detenido, desde un punto de vista operacional se podría entender la remisión prolongada como una curación. No obstante, por ejemplo, esto no tiene por qué significar que las causas del proceso que conducen al deterioro y muerte de las células beta se hayan detenido. Por lo tanto, la noción de curación puede tener significados diferentes según los colectivos de personas relacionados con la diabetes. En este sentido, para la DM1 podríamos considerar diversas formas de entender la curación: i) un inmunólogo consideraría que un paciente está curado cuando la función del sistema inmunológico se restaura y ya no hay ataque autoinmune; ii) un endocrinólogo lo entendería como una normalización definitiva del control metabólico y una parada en el avance de las complicaciones, lo que supondría un sistema inmunológico sin alteraciones y la recuperación de las células beta, y iii) un paciente podría decir que está curado cuando no necesita insulina para vivir.

A pesar de todo, el avance del conocimiento es constante y en el caso de la diabetes, al igual que ha ocurrido con otras enfermedades, estas nociones se irán flexibilizando y cambiando con el tiempo. Es importante que toda la comunidad de personas relacionadas con la diabetes (investigadores, profesionales clínicos de la salud, industria y pacientes junto con las asociaciones) se unan para consensuar lo que significan la curación de la enfermedad y las terapias eficaces para su tratamiento.

2. El futuro ya se está haciendo realidad

Como en la película *Regreso al futuro* de Robert Zemeckis, podemos volver hacia atrás y ver cómo se pensaba en el año 2012 que iba a ser el tratamiento de la diabetes en 2025, es decir, el año que viene. En el año 2012 se publicó un artículo científico que analizaba cómo podría ser el tratamiento de la diabetes algo más de una década después [1]. Aunque este artículo se centraba más en la DM2, sirve como ejercicio de reflexión general para la diabetes.

La visión que se tenía, mayoritariamente, a finales de la primera década de este siglo era que el futuro del tratamiento de la diabetes transitaría por tres caminos paralelos y no excluyentes. En un primer lugar, estaba el enfoque tecnológico centrado en mejorar las bombas de insulina, optimizando la comunicación con los sistemas de medida de glucemia e implementando algoritmos de decisión de administración de insulina más eficaces. También estaban los sistemas de monitorización continua de glucosa (MCG), que empezaban a aparecer y que comenzarían a comercializarse poco tiempo después. Finalmente, se pensaba en el desarrollo de nuevos sistemas de distribución de insulina y glucagón y se hablaba del «páncreas artificial». También se hablaba de la solución biológica encaminada a reemplazar las células beta deterioradas o muertas. Para ello las opciones eran los trasplantes de islotes pancreáticos y la utilización de células beta obtenidas a partir de células troncales (también conocidas como células madre). Los trasplantes de islotes tenían tres barreras que superar: i) mejorar las técnicas de aislamiento de islotes pancreáticos; ii) elegir un buen lugar para el trasplante de los islotes, e iii) incrementar la supervivencia de los islotes trasplantados a la vez que esquivar el ataque del sistema inmunológico. La investigación con células madre seguía su curso imparable y se abrían varias vías, como la utilización de células troncales embrionarias o adultas, la búsqueda de nuevas células troncales y la estimulación de la regeneración. El tercer camino era el desarrollo de nuevos fármacos para luchar contra el mal control metabólico. El avance en el conocimiento de la fisiopatología de la diabetes comenzaba a facilitar el desarrollo de nuevos fármacos que actuaban contra diferentes dianas específicas.

En la actualidad y mirando hacia nuestro futuro, estas tres sendas se mantienen, a la vez que han aparecido otras nuevas.

Cuando hablamos de encarar el futuro de la enfermedad podríamos hacer una distinción entre DM1 y DM2 y que los dos siguientes apartados fueran cómo avanzar en la cura de ambos tipos.

En lugar de eso he preferido abordar las dos formas de diabetes en su conjunto y explicar qué se está haciendo desde una visión general.

Así pues, ¿cómo esperaríamos que fuera el futuro del tratamiento y cuidado de la diabetes? ¿Habrá una cura?

3. Los caminos que se están siguiendo para avanzar hacia la curación de la diabetes

A continuación, echaremos un vistazo a qué se está gestando en este campo y cómo cambiará la forma de tratar la diabetes.

A mi modo de ver, el futuro del tratamiento de la diabetes y la búsqueda de una posible cura descansa sobre el avance en los siguientes aspectos: i) encontrar biomarcadores para un diagnóstico más precoz de la enfermedad; ii) progresar en los desarrollos tecnológicos de los sistemas MCG, las bombas de insulina y glucagón y el páncreas artificial; iii) investigar nuevas aproximaciones inmunológicas que permitan frenar la evolución de la historia natural de la DM1; iv) avanzar en la biología celular para disponer de protocolos más eficaces, cortos y de coste asequible en la búsqueda de sustitutos de las células beta; v) desarrollar nuevas insulinas; vi) investigar nuevas dianas terapéuticas contra la enfermedad que sean capaces de regular mejor el control metabólico de la diabetes; vii) el uso de la inteligencia artificial y el análisis masivo de datos para estratificar mejor a los pacientes, y viii) otras aproximaciones destinadas a luchar contra los factores que predisponen a la aparición de la enfermedad (genética, microbiota, dietas y contaminantes medioambientales).

Finalmente, no me gustaría dejar en el tintero la importancia de avanzar en los aspectos epidemiológicos de la diabetes y la prevención de la enfermedad. Aunque no nos centraremos en esos aspectos.

3. 1. ¿Qué aportarán los nuevos biomarcadores de diabetes?

Los biomarcadores pueden servir para diagnosticar precozmente la enfermedad, seguir su evolución (pronóstico) o monitorizar la respuesta a los tratamientos, y todos ellos son importantes.

En el caso de la DM1, los marcadores predictivos son los que definen el riesgo genético y los autoanticuerpos frente a los islotes; los pronósticos miden la función de las células beta. El desarrollo de nuevos programas como la Plataforma Global para la Prevención de la Diabetes Autoinmune está haciendo que el análisis de marcadores genéticos se pueda llevar a cabo en grandes grupos de población infantil. Esto permitirá incluir en ensayos clínicos, para el desarrollo de inmunoterapias, a la población de riesgo y hacer un mejor seguimiento de estas personas. Por otro lado, aunque hay cuatro autoanticuerpos con un valor predictivo bien definido, están apareciendo nuevos. También están mejorando las técnicas para medir los autoanticuerpos, para que sean determinaciones más sensibles, específicas y baratas. Esto hará posible estudiar los autoanticuerpos en toda la población de riesgo y en diferentes momentos de su vida. Para los biomarcadores pronóstico, se están investigando sistemas de nanopartículas magnéticas que detectan la pérdida temprana de células beta. Además, se están considerando otros biomarcadores emergentes, que no están centrados en el páncreas endocrino. Entre ellos destacan la medición del tamaño del páncreas mediante resonancia magnética, el análisis de las enzimas pancreáticas exocrinas, marcadores epigenéticos en plasma, como los micro-ARN (ARN de pequeño tamaño que pueden regular la expresión de otros genes) y los factores de crecimiento o fragmentos de ADN que son liberados por las células beta destruidas [2].

Para la DM2 hay nuevos marcadores que se están investigando y que añaden información a los ya existentes. Los más importantes son la albúmina glicada, la fructosamina y el 1,5-anhidroglucitol. Son moléculas que aumentan en sangre cuando la glucosa está elevada. Aparte, existen técnicas novedosas como la proteómica y la metabolómica que están identificando nuevos biomarcadores en sangre, orina y saliva [3].

3. 2. ¿Puede la tecnología cambiar en el futuro el tratamiento de la diabetes?

La respuesta a esta pregunta es claramente sí. Los avances más importantes vendrán en el campo de los sistemas MCG y los sistemas de asa cerrada o páncreas artificial.

Los MCG serán más precisos y pequeños, medirán mejor los cambios de glucosa cuando estos se produzcan de un modo rápido (captura de datos en tiempo real), durarán más, se integrarán en los sistemas automatizados de administración de insulina y tendrán un *software* más completo e intuitivo. El precio de los dispositivos se abaratará y su utilización por parte de los pacientes probablemente será la norma, con independencia del tipo de diabetes que se padezca y del régimen de tratamiento que se lleve. Se podrán incluso utilizar para al seguimiento de pacientes con prediabetes. Otro avance muy importante, especialmente para los pacientes con DM1, será el desarrollo de sistemas MCG y cuerpos cetónicos integrados en un único dispositivo.

El páncreas artificial permite la administración de insulina de forma precisa y eficaz, mejorando significativamente la calidad de vida de los pacientes. Está formado por tres componentes, que son un dispositivo MCG, una bomba de insulina y un algoritmo de control que los supervisa y que además regula la cantidad de insulina inyectada de una forma bastante exacta. Estos sistemas ya son una realidad clínica y actualmente en Estados Unidos y la Unión Europea ya hay dos sistemas autorizados para su uso en pacientes. Además, hay otros dos sistemas autorizados en la Unión Europea que se encuentran en fase de implantación clínica. Aparte, existen otros cuatro sistemas, algunos incluso con la capacidad de administrar insulina y glucagón, que están en fase piloto y en vías de obtener las autorizaciones necesarias.

La investigación actual sobre el páncreas artificial avanzará mejorando la capacidad de los algoritmos y la facilidad para usarlos en dispositivos portátiles como los teléfonos móviles. Estos algoritmos realizarán predicciones más completas, precisas, seguras y a largo plazo, que responderán a una mayor variedad de situaciones. Se desarrollarán aplicaciones que facilitarán la comunicación de los pacientes con los dispositivos garantizando una mayor eficacia en el funcionamiento y reduciendo el riesgo de cometer errores por parte de los usuarios. Aparecerán sistemas completamente automatizados y que también se podrán usar en pacientes con DM2 [4].

Estos equipos siguen presentando retos tecnológicos como la seguridad de los datos de los pacientes y la variabilidad de los pacientes en respuesta a la insulina, el ejercicio, la comida y otros factores del día a día. Además, es necesario superar las posibles barreras que plantean el uso de estos dispositivos, como son el coste, acceso a una conexión wifi y las capacidades tecnológicas de los pacientes. No obstante, el futuro del páncreas artificial es prometedor y permitirá disponer de una atención más accesible, eficaz y centrada en el paciente.

Finalmente, aunque no entra directamente en el terrero del páncreas artificial, el área de la nanotecnología también puede ofrecer soluciones innovadoras, como son los nanocomplejos, que responden a los niveles de glucosa y podrían usarse para liberar insulina de forma controlada.

3. 3. ¿Podremos parar el ataque inmunológico?

La idea de actuar sobre el sistema inmune para curar la diabetes tiene más de cinco décadas. Durante todo este tiempo, las investigaciones han girado alrededor de cómo destruir las células inmunitarias responsables de la muerte de las células beta. El problema que ha habido es que esta estrategia, aunque funciona en parte, suprime la respuesta inmunitaria general y expone a los pacientes a un mayor riesgo de infecciones y cáncer.

El desarrollo de inmunoterapias para curar la DM1 es un campo de investigación candente y que probablemente proporcione muchas alegrías. Hay muchos caminos y los más prometedores son aumentar la tolerancia del sistema inmune para que no destruya las células beta, el uso de terapias con anticuerpos que previenen la activación de los linfocitos T citotóxicos que actúan contra estas, atacar a las células del sistema inmune que destruyen las células beta o el diseño de vacunas para disminuir la producción de citoquinas inflamatorias que matan estas células [5].

La restauración de la tolerancia inmunológica, que está dañada en los pacientes con enfermedades autoinmunes y que es una pieza fundamental en la fisiopatología de la DM1, es una vía que se está investigando con resultados esperanzadores [6]. Lo que pretende es recuperar la habilidad que tiene el sistema inmune de ignorar los antígenos de nuestro propio cuerpo para no atacar nuestras propias células y centrarse en destruir lo que es ajeno a nosotros. Por lo tanto, la recuperación de la tolerancia frente antígenos específicos permitiría frenar la progresión de la DM1, sin debilitar su capacidad de trabajo para luchar contra las infecciones y las células tumorales. Esta tolerancia inmunológica reside en los linfocitos T reguladores, que son como la policía que vigila el sistema inmune para que haga bien su trabajo. Se están investigando varias maneras de llegar a este objetivo. Por ejemplo, administrando antígenos que permiten eliminar o inactivar las células del sistema inmune entrenadas para matar a las células beta y que también ayudan a generar nuevos linfocitos T reguladores. Con esto se consigue frenar la respuesta autoinmune. Sería algo similar a una vacuna. También se está trabajando en la creación de nanopartículas que llevan antígenos y que hacen las veces de células presentadoras de antígenos, ayudando al nacimiento de nuevas células T reguladoras. Finalmente, se está intentando eliminar selectivamente las células inmunitarias asesinas de células beta, mediante el diseño de células inmunitarias específicas dirigidas a destruir estas células responsables del ataque autoinmune. Es lo que se conoce como la terapia de células CAR-T.

La otra opción es fabricar anticuerpos que se unen y desactivan a linfocitos T citotóxicos que matan las células beta. Esta es la idea que subyace detrás del teplizumab, primer fármaco aprobado por la FDA y que consigue retrasar la aparición de la DM1. Siguiendo este esquema de razonamiento hay muchas otras moléculas que se están investigando.

También se están diseñando péptidos (cadenas cortas de aminoácidos) modificados que dirigen linfocitos T citolíticos con el fin de eliminar otras células inmunitarias implicadas en la destrucción específica de las células beta. De esta forma se frena el ataque autoinmune, de un modo específico, sin afectar a las defensas generales del organismo.

Finalmente, hay ensayos clínicos en los que se están probando vacunas que neutralizan a las moléculas inflamatorias (citoquinas), liberadas por el sistema inmune y que destruyen a las células beta.

No hemos hablado de todas las opciones que se están planteando para frenar el ataque autoinmune y sus efectos inflamatorios. Tampoco hemos explicado el empleo de agentes para aumentar la supervivencia de las células beta. Hay numerosos ensayos clínicos en marcha y con varias terapias en la casilla de salida, cuyo objetivo final es frenar la historia natural de la DM1. Además, es importante recordar la heterogeneidad de la DM1, que llevará a enfoques de lucha personalizados frente al ataque autoinmune.

3. 4. El reemplazo de las células beta

Sabemos desde hace varias décadas que el trasplante de páncreas o de islotes pancreáticos procedentes de donantes tras su muerte es capaz de eliminar o reducir las necesidades de insulina durante periodos más o menos largos en pacientes con DM1. Esto sentó las bases de la importancia que tiene la sustitución de las células beta dañadas o muertas por células capaces de producir y liberar insulina en respuesta a la glucosa. Los trasplantes de islotes podrían ser una opción eficaz, sin embargo, la disponibilidad limitada de donantes hace difícil que esta alternativa sea viable para muchos pacientes.

A principios de este siglo se planteó la posibilidad de sustituir las células beta perdidas por otras obtenidas a partir de células troncales (madre). En un principio se pensó en células madre embrionarias, pero la rápida explosión científica que se produjo en este campo dio paso a la posibilidad de usar células madre procedentes de tejidos adultos e incluso de los propios pacientes, con lo que se eliminaba la necesidad de inmunosupresión, para evitar el rechazo de las células que hubiera que trasplantar. El avance de la biología del desarrollo y de la biología celular está permitiendo considerar otra opción más favorable como es la regeneración de las células beta perdidas a partir de: i) células beta que se hayan salvado de la destrucción autoinmune; ii) la activación de células troncales presentes en los islotes pancreáticos, o iii) la transformación de otras células de los islotes o del páncreas en células beta (transdiferenciación) [7].

Todos estos caminos de investigación están abiertos y van avanzando. En general, el uso de la terapia celular caminará hacia la superación de los grandes retos que tiene actualmente: i) la supervivencia del tejido trasplantado; ii) evitar el ataque del sistema inmune; iii) encontrar un lugar propicio para el trasplante, y iv) ser capaces de producir células a gran escala. La gran cantidad de células beta diferenciadas o de islotes que mueren tras su trasplante, por diversas razones, es un problema importante. Una estrategia prometedora que se está estudiando es el trasplante simultáneo con células madre procedentes de la médula ósea, las cuales aumentan la supervivencia porque liberan factores que estimulan la formación de vasos sanguíneos, reducen la inflamación y favorecen la regeneración celular. En referencia a la protección del tejido trasplantado, se están desarrollando nuevas estrategias de encapsulación (microencapsulación y nanoencapsulación) con diferentes tipos de biomateriales, que aíslan a las células productoras de insulina de su entorno, a la vez que le permiten conocer la cantidad de glucosa circulante y liberar insulina a la sangre. Ya están saliendo al mercado varios tipos de dispositivos que cumplen esta función. Por último, superar el desafío que supone localizar un sitio adecuado para trasplantar las nuevas células productoras de insulina ayudará a resolver los dos problemas anteriores. Hay ensayos clínicos en los que se están probando hasta cuatro sitios de trasplantes diferentes. Otras barreras adicionales que tiene el empleo de células madre para tratar la diabetes y que se están investigando son, en primer lugar, el desarrollo de protocolos de diferenciación más cortos, eficaces, seguros y baratos. También hay que aumentar la capacidad de producción de estas células diferenciadas, mejorando los sistemas de cultivo a gran escala. Finalmente, será de gran utilidad la creación de bancos de células madre para uso clínico [8].

Que la terapia celular tendrá un lugar en el tratamiento futuro de la diabetes es algo bastante probable. De hecho, en la actualidad ya hay en marcha más de veinte ensayos clínicos en los que emplean células productoras de insulina obtenidas a partir de células madre. Además, están por explorar las posibilidades que ofrece la regeneración celular, un campo que todavía se encuentra en sus inicios. A este respecto hay en marcha un ensayo clínico con un compuesto llamado BMF-129, que incrementa la regeneración de las células beta y que ha sido capaz de reducir las cifras de HbA1c en pacientes con DM2.

3. 5. Las nuevas insulinas

Ya se están investigando y se encuentran en fase de desarrollo nuevas insulinas [9]. En primer lugar, hallamos las insulinas que se administran una vez a la semana, lo que para algunos pacientes podría suponer, en parte, una ventaja frente a las inyecciones diarias de insulina. Además, los ensayos realizados hasta ahora indican que los pacientes tienen una menor variabilidad glucémica, lo que lleva a un mejor control glucémico y a un menor número de episodios de hipoglucemias. La contrapartida de estas insulinas son las dificultades para adaptarse a los cambios a corto plazo. En segundo lugar, están las insulinas de preferencia hepática. Este tipo de insulina reproduce mejor las acciones endógenas de la insulina porque las inyecciones subcutáneas no alcanzan el hígado en la proporción que deberían, de tal manera que la acción de la insulina sobre el músculo y los tejidos periféricos es mayor de la que debiera y en cambio la ejercida sobre el hígado es menor. Los ensayos clínicos realizados hasta ahora han mostrado que reducen las cifras de HbA1c, las hipoglucemias nocturnas y las ganancias de peso. No obstante, también presentan problemas como cierta toxicidad hepática, subidas de los triglicéridos y una frecuencia más elevada de reacciones en el sitio de inyección. La insulina oral es una aproximación que no es tan novedosa, pero que ha tenido sus idas y venidas desde casi el principio del uso de las inyecciones subcutáneas de insulina. Obviamente es una forma de administración de insulina más cómoda y además tiene una mayor preferencia hepática. El problema es que las insulinas orales siguen teniendo los mismos retos que cuando se usaron por primera vez hace unos cien años. Estos son la alta variabilidad en la absorción y la poca disponibilidad de insulina en el torrente sanguíneo. De hecho, las preparaciones orales de insulina tienen una absorción bastante baja cuando se toman con las comidas o justo después de ellas. Separar su administración de las comidas tiene un evidente riesgo de hipoglucemias preprandiales e hiperglucemias posprandiales, ya que son insulinas de acción rápida y corta duración. A continuación, vendría la insulina de acción más rápida para su uso en las bombas de insulina. Finalmente, tendríamos la insulina sensible a la glucosa o «insulina inteligente». Se trata de la aproximación más novedosa y en teoría mejor. Estas insulinas son capaces de responder a los cambios en la glucemia, de tal manera que se activarían cuando la glucosa sanguínea fuera alta y se desactivarían cuando la glucemia fuera normal o baja. Por lo tanto, estaríamos hablando de una insulina que sería capaz de mantener por sí sola la glucemia dentro de un rango adecuado, evitando las hipoglucemias y la necesidad de calcular las dosis de insulina. Permitiría además un mejor control glucémico y reduciría las complicaciones de la diabetes. El reto tecnológico que supone el desarrollo de este tipo de insulinas es formidable y hasta el momento solo se han hecho ensayos clínicos con un compuesto (MK-2640), que se ha abandonado por problemas con la eliminación de la insulina. A pesar de que la terapia con insulina comenzó hace ya más de cien años, el desarrollo de nuevas insulinas ha sido constante y con toda seguridad no ha llegado a su fin.

3. 6. Los nuevos fármacos para la diabetes

Las nuevas terapias farmacológicas se basarán en el desarrollo de moléculas que, además de controlar la glucemia con mayor precisión y menor riesgo de hipoglucemias, contribuirán a perder peso y a reducir el riesgo de las complicaciones macro y microvasculares de la enfermedad. También aparecerán nuevas dianas moleculares sobre las que actuar. Por ejemplo, se están investigando nuevos compuestos que promueven una mayor captación de glucosa en los músculos esqueléticos, independientemente de la insulina. De esta manera ayudarían a disminuir la glucemia, a la vez que aumentarían la sensibilidad a la insulina y reducirían su síntesis. Asimismo, se está estudiando la manera de reducir la resistencia a la insulina que hay en el tejido graso, y ya se ha probado algún compuesto que reduce esta resistencia, mejorando la glucemia. Otra aproximación es el uso de polímeros que interactúan con la mucosa del duodeno para formar una barrera dinámica que dificulta la interacción entre los alimentos y la mucosa duodenal, afectando a la absorción de los alimentos y disminuyendo la glucemia.

Aunque no son estrictamente fármacos, se investiga el posible uso de la terapia génica. Por ejemplo, la posibilidad de diseñar un gen artificial dirigido al páncreas y que permita la producción continua de la hormona GLP-1, lo cual evitaría la inyección constante de los agonistas de esta hormona.

Aquí hemos comentado solo algunas estrategias, pero existen investigaciones que están estudiando unas trece dianas moleculares diferentes [10]. Hay otros estudios en curso que trabajan sobre dieciséis dianas que podrían estar implicadas en un mejor control de la glucemia a la vez que disminuirían las complicaciones cardiovasculares [10]. Finalmente, tenemos también los estudios sobre las modificaciones en la flora microbiana intestinal (microbiota) y cómo pueden contribuir al control metabólico de la diabetes.

El campo está en plena efervescencia. Si analizamos la base de datos de ensayos clínicos del Gobierno de Estados Unidos, encontraremos más de mil en marcha sobre nuevos fármacos para el tratamiento de la diabetes.

3. 7. La inteligencia artificial en el manejo y cuidado de la diabetes

La inteligencia artificial poco a poco va impregnando numerosos aspectos de nuestra vida cotidiana y la medicina es uno más de ellos. Las técnicas de análisis masivo de datos, el uso de la estadística avanzada para construir sistemas inteligentes y el diseño de algoritmos que generan modelos de predicción serán de gran utilidad [11]. En el caso de la diabetes, se podrá usar para crear modelos de predicción de inicio de la enfermedad incluso con cinco o diez años de adelanto, a partir de los antecedentes, datos clínicos y de estilo de vida de cada persona. También permitirán identificar el peso de los diferentes factores de riesgo modificables que conducen a la aparición de diabetes y actuar en consecuencia. Se podrá aplicar para clasificar y estratificar mejor a los pacientes, lo que dará lugar a un diagnóstico más certero del tipo de diabetes que se padece y a un tratamiento más eficaz. Será fundamental para la mejora de los sistemas automáticos de distribución de insulina de asa cerrada (páncreas artificial). Servirá para crear modelos de predicción de aparición de las complicaciones En el caso del manejo de la diabetes servirá para la elaboración de programas de educación terapéutica, el diseño de dietas y sesiones de ejercicios personalizados, la predicción de los cambios futuros de la glucemia en los sistemas MCG con una ampliación del rango temporal de predicción, la detección más eficaz de hipoglucemias desapercibidas y el empleo de estrategias óptimas de dosificación de insulina y de fármacos antidiabéticos en pacientes polimedicados. Todos estos avances ayudarán a empoderar a los pacientes en la toma diaria de decisiones personalizadas sobre su diabetes con mayor precisión, lo cual facilitará el control metabólico, aportará una mayor flexibilidad de vida y logrará que se padezcan menos complicaciones de la enfermedad. Sin duda, la inteligencia artificial será primordial para la implantación de la medicina personalizada en la diabetes.

Partiendo de un concepto abierto en referencia a la idea de la curación de la diabetes, al igual que ocurre con la terapia contra el cáncer, es probable que esta no se cure con un único tratamiento. Con una mejor comprensión de la heterogeneidad de la enfermedad y de cómo afecta de diferentes formas a los pacientes, se podrán impulsar nuevas estrategias terapéuticas, que nos conducirán hacia una medicina de precisión enfocada en cada enfermo y las características particulares de su diabetes.

Es probable que una única terapia no sea suficiente para tratar a todos los pacientes que padezcan cualquiera de las grandes formas de diabetes que hay. En cambio, lo que cabe esperar que ocurra es la aparición progresiva de diferentes terapias, que funcionen a través de distintas vías y en los diversos subgrupos de pacientes. Ya sabemos que hay múltiples ventanas de intervención a lo largo de la historia natural de las diversas formas de diabetes y que cada una de ellas posee un punto final opcional de tratamiento eficaz y de beneficio clínico. Esto significará consensuar, basándose en la evidencia científica, qué se entiende por beneficio clínico real, establecer expectativas realistas para los diferentes pacientes y desarrollar tratamientos con objetivos específicos. Esto es imposible conseguirlo sin identificar y hacer partícipe a los grupos de interés relacionados con la diabetes. Es necesario poder contar con los profesionales de la salud, los investigadores y sus instituciones, los ingenieros, los gestores de la salud pública, la industria farmacéutica y los pacientes.

Estamos en el momento de prepararnos para nuevos y emocionantes capítulos en el tratamiento de la diabetes, en los que la investigación, los avances tecnológicos y la colaboración de toda la comunidad involucrada en la enfermedad nos acercarán a terapias más personalizadas, efectivas y accesibles, que nos conducirán a su vez a mejorar la calidad y esperanza de vida de los pacientes con diabetes.

BIBLIOGRAFÍA

Capítulo 1. La diabetes: una de las epidemias del siglo XXI

1. Karamanou, M., *et al.*, «Milestones in the history of diabetes mellitus: The main contributors», *World J Diabetes*, vol. 7, n.º 1 (2016), pp. 1-7.
2. Nwaneri, C., «Diabetes mellitus a complete ancient and modern historical perspective», WebmedCentral Diabetes, vol. 6, n.º 2 (2015), <https://www.webmedcentral.co.uk/article_view/4831>.
3. March, C. A., *et al.*, «From antiquity to modern times: a history of diabetes mellitus and its treatments», *Hormone Research in Paediatrics*, vol. 95, n.º 6 (2022), pp. 593-607.
4. Tattersall, R. B., «The history of diabetes mellitus», en I. G. Richard, C. S. Cockram, A. Flyvbjerg y B. Goldstein, 5.º ed., *Textbook of Diabetes*, John Willey & Sons Ltd, 2016, pp. 1-22.
5. International Diabetes Federation, *IDF Diabetes Atlas*, 10.ª ed., Bruselas, 2021.
6. GBD 2021 Diabetes Collaborators, «Global, regional, and national burden of diabetes from 1990 to 2021, with projections of prevalence to 2050: a systematic analysis for the

Global Burden of Disease Study 2021», The Lancet vol. 402, n.º 10.397 (15 de julio de 2023), pp. 203-234.

7. Soriguer F., *et al.*, «Prevalence of diabetes mellitus and impaired glucose regulation in Spain: the Di@bet.es Study», *Diabetologia*, vol. 55, n.º 1 (2012), pp. 88-93.

8. Sun, H., *et al.*, «IDF Diabetes Atlas: Global, regional and country-level diabetes prevalence estimates for 2021 and projections for 2045», *Diabetes Research and Clinical Practice*, vol. 183 (2022).

9. Merino, M., *et al.*, *Valor social de un control estricto y temprano de la diabetes tipo 2 en España*, Madrid, Fundación Weber, 2022.

Capítulo 2. Estructura y función del páncreas
y de los islotes pancreáticos

1. Da Silva, Xavier G., «The cells of the islets of Langerhans», *Journal of Clinical Medicine*, vol. 7, n.º 3 (2018), p. 54.

2. Huang, H., *et al.*, «The flaws and future of islet volume measurements», *Cell Transplantation*, vol. 27, n.º 7 (2018), pp. 1.017-1.026.

3. Quesada, I., *et al.*, «Physiology of pancreatic alpha-cells and glucagon secretion: role in glucose homeostasis and diabetes», *Journal of Endocrinology*, vol. 199, n.º 1 (2008), pp. 5-19.

4. Hunter, C. S. y R. W. Stein, «Evidence of loss in identity, dedifferentiation and trans-differentiation of islets beta cells in type 2 diabetes», *Frontiers in Genetics*, vol. 8 (2017), p. 35.

5. Wendt, A. y L. Eliasson, «Pancreatic alpha cells: the unsung heroes in islet function», *Seminars in Cell & Developmental Biology*, vol. 103 (2020), pp. 41-50.

6. Rorsman, P. y M. O. Huising, «The somatostatin-secreting pancreatic delta cell in health and disease», *Nature Reviews Endocrinology*, vol. 14, n.º 7, pp. 404-414.

7. Brereton, M. F., *et al.*, «Alpha-, delta- and pp-cells: are they the architectural cornerstones of islet structure and coordination?», *Journal of Histochemistry & Cytochemistry*, vol. 63, n.º 8 (2015), pp. 575-591.

8. Pradhan, G., *et al.*, «Ghrelin: much more than a hunger hormone», *Current Opinion in Clinical Nutrition & Metabolic Care*, vol. 16, n.º 6 (2013), pp. 619-624.

9. Perez-Frances, M., *et al.*, «Adult pancreatic islet endocrine cells emerge as fetal hormone-expressing cells», *Cell Reports*, vol. 38, n.º 7 (2022), DOI: 110377.

10. Brissova, M., *et al.*, «Assessment of human pancreatic islet architecture and composition by laser scanning confocal microscopy», *Journal of Histochemistry & Cytochemistry*, vol. 53, n.º 9 (2005), pp. 1.087-1.097.

11. Vecchio, I., *et al.*, «The discovery of insulin: an important milestone in the history of medicine», *Frontiers in Endocrinology*, vol. 9 (2018), p. 613.

12. Weiss, M., *et al.*, «Insulin biosynthesis, secretion, structure, and structure-activity relationships», en K. R. Feingold, *et al.*, Endotext, South Dartmouth, 2014, <https://www.ncbi.nlm.nih.gov/books/NBK279029/>.

13. Henquin, J-C., «The challenge of correctly reporting hormones content and secretion in isolated human islets», *Molecular Metabolism*, vol. 30 (2019), pp. 230-239.

14. Soria, B., *et al.*, «Novel players in pancreatic islet signaling: from membrane receptors to nuclear channels», *Diabetes*, vol. 53, n.º 1 (2004), pp. 86-91.

15. Petersen, M. C. y G. I. Shulman, «Mechanisms of insulin action and insulin resistance», *Physiological Reviews*, vol. 98, n.º 4 (2018), pp. 2.123-2.133.

Capítulo 3. Los diferentes tipos de diabetes: las múltiples caras de la enfermedad

1. Genuth, S. M., *et al.*, «Classification and Diagnosis of Diabetes», en C. C. Cowie *et al.*, 3.ª ed., *Diabetes in America*, Bethesda (MD): National Institute of Diabetes and Digestive and Kidney Diseases (US), 2018, <https://www.ncbi.nlm.nih.gov/books/NBK568014/>.

2. World Health Organization, «Definition, diagnosis and classification of diabetes mellitus and its complications. Report of a WHO Consultation. Part 1: Diagnosis and classification of Diabetes Mellitus», <https://www.staff.ncl.ac.uk/philip.home/who_dmc.htm#:~:text=The%201980%20Expert%20Committee%20proposed,and%20NIDDM%20or%20Type%202>.

3. World Health Organization, «Diabetes Mellitus: Report of a WHO Study Group», *Technical Report Series*, vol. 727, n.º 1 (1985), pp. 1-113.

4. ElSayed, N. A., *et al.*, «2. Classification and Diagnosis of Diabetes: Standards of Care in Diabetes-2023», *Diabetes Care*, vol. 46, n.º 1 (2023), pp. S19-S40.

5. Soriguer, F., *et al.*, «Prevalence of diabetes mellitus and impaired glucose regulation in Spain: the Di@bet.es Study», *Diabetologia*, vol. 55, n.º 1 (2012), pp. 88-93.

6. Bonnefond, A., *et al.*, «Monogenic diabetes», *Natural Reviews Disease Primers*, vol. 9, n.º 1 (2023), p. 12.

Capítulo 4. Qué dice la ciencia sobre el origen y las causas de la diabetes

1. Klak, M., *et al.*, «Type 1 diebetes: genes associated with disease development», *Central European Journal of Immunology*, vol. 45, n.º 4 (2020), pp. 439-453.

2. Ilonen, J., *et al.*, «The heterogeneous pathogenesis of type 1 diabetes mellitus», *Nature Reviews Endocrinology*, vol. 15, n.º 11 (2019), pp. 635-650.

3. Quinn, L. M., *et al.*, «Enviromental determinats of type 1 diabetes: from association to proving causality», *Frontiers in Immunology*, vol. 12, DOI: 737964.

4. Del Chierico, F., *et al.*, «Pathophysiology of type 1 diabetes and gut microbiota role», *International Journal of Molecular Sciences*, vol. 23, n.º 23, DOI: 14650.

5. Virtanen, S. M., «Dietary factors in the development of type 1 diabetes», *Pediatrics Diabetes*, vol. 17, n.º S22 (2016), pp. 49-55.

6. Knip, M., *et al.*, «Effect of hydrolyzed infant formula vs. conventional formula on risk of type 1 diabetes: the TRIGR randomized clinical trial», *JAMA*, vol. 319, n.º 1 (2018), pp. 38-44.

7. Antvorskov, J. C., *et al.*, «Dietary gluten and the development of type 1 diabetes», *Diabetologia*, vol. 57, n.º 9 (2014), pp. 1.770-1.780.

8. Richardson, T. G., *et al.*, «Childhood body size directly increases type 1 diabetes risk based on a lifecourse Mendelian randomization approach», *Nature Communications*, vol. 13, n.º 1 (2022), pp. 2.337.

9. Bodin, J., *et al.*, «Can exposure to environmental chemicals increase the risk of diabetes type 1 development?», *BioMed Research International* (2015), DOI: 208947.

10. Sharif, K., *et al.*, «Psychological stress and type 1 diabetes mellitus: what is the link?», *Expert Review of Clinical Immunology*, vol. 14, n.º 12 (2018), pp. 1.081-1.088.

11. Katsaru, A., *et al.*, «Type 1 diabetes mellitus», *Nature Reviews Disease Primers*, vol. 3, n.º 1 (2017), DOI: 17016.

12. Kahn, S. E., «The relative contributions of insulin resistance and beta-cell dysfunction to the pathophysiology of type 2 diabetes», *Diabetologia*, vol. 46, n.º 1 (2003), pp. 3-19.

13. Ali, O., «Genetics of type 2 diabetes», *World Journal of Diabetes*, vol. 4, n.º 4 (2013), pp. 114-123.

14. Kahn, S. E., *et al.*, «The beta cell in diabetes: integrating biomarkers with functional measures», *Endocrine Reviews*, vol. 42, n.º 5 (2021), pp. 528-583.

15. Prasad, R. B. y L. Groop, «Genetics of type 2 diabetes: pitfalls and possibilities», *Genes*, vol. 6, n.º 1 (2015), pp. 87-123.

16. 19. Kadayifci, F. Z., *et al.*, «Early-life programming of type 2 diabetes mellitus: understanding the association between epigenetics/genetics and environmental factors», *Current Genomics*, vol. 20, n.º 6 (2019), pp. 453-463.

17. Zhao, X., *et al.*, «The crucial role and mechanism of insulin resistance in metabolic diseases», *Frontiers in Endocrinology*, vol. 14 (2023), DOI: 1149239.

18. Cander, S. e I. Yetkin, «Effects of endocrine-disrupting chemicals on obesity and diabetes», *Endocrinology Research and Practice*, vol. 27 (2023), pp. 233-240.

19. Son, J. y D. Accili, «Reversing pancreatic β-cell dedifferentiation in the treatment of type 2 diabetes», *Experimental & Molecular Medicine*, vol. 55, n.º 8 (2023), pp. 1.652-1.658.

20. Weir, G. C., *et al.*, «Inadequate β-cell mass is essential for the pathogenesis of type 2 diabetes», *The Lancet Diabetes & Endocrinology*, vol. 8, n.º 3 (2020), pp. 249-256.

21. Galicia-Garcia, U., *et al.*, «Pathophysiology of type 2 diabetes mellitus», *International Journal of Molecular Sciences*, vol. 21, n.º 17 (2020), DOI: 6275.

Capítulo 5. La prevención y la reversión de la diabetes

1. Lindström, J., *et al.*, «The Finnish Diabetes Prevention Study Group. The Finnish Diabetes Prevention Study (DPS):

Lifestyle intervention and 3-year results on diet and physical activity», *Diabetes Care*, vol. 26, n.º 12 (2003), pp. 3.230-3.236.

2. Lean, M. E., *et al.*, «Primary care-led weight management for remission of type 2 diabetes (DiRECT): an open-label, cluster-randomised trial», *The Lancet*, vol. 391, n.º 10.120 (2018), pp. 541-551.

3. Beik, P., *et al.*, «Prevention of type 1 diabetes: past experiences and future opportunities», *Journal of Clinical Medicine*, vol. 9, n.º 9 (2020), DOI: 2805.

4. Ingrosso, D. M. F., *et al.*, «Prevention of type 1 diabetes in children: a worthy challenge?», *International Journal of Environmental Research and Public Health*, vol. 20, n.º 11 (2023), DOI: 5962.

5. Felton, J. L., *et al.*, «Disease-modifying therapies and features linked to treatment response in type 1 diabetes prevention: a systematic review», *Communications Medicine*, vol. 3, n.º 1 (2023), p. 130.

6. Steck, A. K., *et al.*, «Continuous glucose monitoring predicts progression to diabetes in autoantibody positive children», *The Journal of Clinical Endocrinology and Metabolism*, vol. 104, n.º 8 (2019), pp. 3.337-3.344.

7. Ramos, E. L., *et al.*, «Teplizumab and β-cell gunction in newly diagnosed type 1 Diabetes», *The New England Journal of Medicine*, vol. 389, n.º 23 (7 de diciembre de 2023), pp. 2.151-2.161.

8. Russell, W. E., *et al.*, «Type 1 diabetes TrialNet Study Group. Abatacept for delay of type 1 diabetes progression in stage 1 relatives at risk: a randomized, double-masked, controlled trial», *Diabetes Care*, vol. 46, n.º 5 (2023), pp. 1.005-1.013.

9. Primavera, M., *et al.*, «Prediction and Prevention of Type 1

Diabetes», *Frontiers in Endocrinology*, vol. 11 (2020), p. 248.

10. Tuomilehto, J., *et al.*, «Type 2 diabetes prevention programs-from proof-of-concept trials to national intervention and beyond», *Journal of Clinical Medine*, vol. 12, n.º 5 (2023), DOI: 1876.

11. Samarasinghe, S. N. S. y A. D. Miras, «Type 2 diabetes prevention goes digital», *The Lancet Regular Health - Europe*, vol. 24 (2022), DOI: 100538.

12. Schwarz, P. E. y J. Lindström, «From evidence to practice—the IMAGE project—new standards in the prevention of type 2 diabetes», *Diabetes Research and Clinical Practice*, vol. 91, n.º 2 (2011), pp. 138-140.

13. Wajchenberg, B. L., «Clinical approaches to preserve beta-cell function in diabetes», *Advances in Experimental Medicine and Biology*, vol. 654 (2010), pp. 515-535.

14. Shibib, L., *et al.*, «Reversal and remission of T2DM - An update for practitioners», *Vascular Health adn Risk Management*, vol. 18 (2022), pp. 417-443.

Capítulo 6. Los primeros momentos tras el diagnóstico de la diabetes

1. Advani, A., «Positioning time in range in diabetes management», *Diabetologia*, vol. 63, n.º 2 (2019), pp. 242-252.

2. Beck, R. W., «The Association of Time in Range and Diabetic Complications: The Evidence Is Strong», *Diabetes Technology and Therapeutics*, vol. 25, n.º 6 (2023), pp. 375-377.

3. American Diabetes Association, «6. Glycemic targets: Standars of Medical Care in Diabetes-2020», *Diabetes Care*, vol. 43, n.º 1 (2020), pp. S66–S76.

4. Lee, A. K., *et al.*, «The association of severe hypoglycemia with incident cardiovascular events and mortality in adults with type 2 diabetes», *Diabetes Care*, vol. 41, n.º 1 (2018), pp. 104-111.

5. Ceriello, A., *et al.*, «Glycaemic management in diabetes: old and new approaches», *The Lancet Diabetes & Endocrinology*, vol. 10, n.º 1 (2022), pp. 75-84.

6. «Diabetes Control and Complications Trial (DCCT): results of feasibility study. The DCCT Research Group», *Diabetes Care*, vol. 10, n.º 1 (1987), pp. 1-19.

7. Gubitosi-Klug, R. A. y DCCT/EDIT Research Group, «The diabetes control and complications trial/epidemiology of diabetes interventions and complications study at 30 years: summary and future directions», *Diabetes Care*, vol. 37, n.º 1 (2014), pp. 44-49.

8. Bin Rakhis, S. A., *et al.*, «Glycemic control for type 2 diabetes mellitus patients: a systematic review», *Cureus*, vol. 14, n.º 6 (2022), DOI: e26180.

9. Mata-Cases, M., *et al.*, «The association between poor glycemic control and health care costs in people with diabetes: a population-based study, *Diabetes Care*, vol. 43, n.º 4 (2020), pp. 751-758.

10. Battelino, T., *et al.*, «Continuous glucose monitoring and metrics for clinical trials: an international consensus statement», *The Lancet Diabetes & Endocrinology*, vol. 11, n.º 1 (2023), pp. 42-57.

11. Nuti, L., *et al.*, «The impact of interventions on appointment and clinical outcomes for individuals with diabetes: a systematic review», *BMC Health Services Research*, vol. 15 (2015), p. 355.

12. Binimelis, J., *et al.*, «Impacto de un programa educativo en el control metabólico y en el coste sanitario de la diabetes», *Medicina Clínica (Barc)*, vol. 87 (1986), pp. 221-233.

1. Diabetes Control and Complications Trial Research Group, *et al.*, «The effect of intensive treatment of diabetes on the development and progression of long-term complications in insulin-dependent diabetes mellitus», *The New England Journal of Medicine*, vol. 329, n.º 14 (1993), pp. 977-986.

2. Stratton, I. M., *et al.*, «Association of glycaemia with macrovascular and microvascular complications of type 2 diabetes (UKPDS 35): prospective observational study», *BMJ*, vol. 321, n.º 7.258 (2000), pp. 405-412.

3. Diabetes Control and Complications Trial (DCCT)/Epidemiology of Diabetes Interventions and Complications (EDIC) Study Research Group, «Intensive diabetes treatment and cardiovascular outcomes in type 1 diabetes: the DCCT/EDIC study 30-year follow-up», *Diabetes Care*, vol. 39, n.º 5 (2016), pp. 686-693.

4. Bin Rakhis, S. A., *et al.*, «Glycemic control for type 2 diabetes mellitus patients: a systematic review», *Cureus*, vol. 14, n.º 6 (2022), DOI: e26180.

5. American Diabetes Association, «Standards of medical care in diabetes-2014», *Diabetes Care*, vol. 37, n.º 1 (2014), pp. S14-S80.

6. Beck, R. W., *et al.*, «The relationships between time in range, hyperglycemia metrics, and HbA1c», *Journal of Diabetes Science and Technology*, vol. 13, n.º 4 (2019), pp. 614-626.

7. Beck, R. W., *et al.*, «Advances in technology for management of type 1 diabetes», *The Lancet*, vol. 394 (2019), pp. 1.265-1.273.

8. Shah, V. N., *et al.*, «Performance of a factory-calibrated real-time continuous glucose monitoring system utilizing an au-

tomated sensor applicator», *Diabetes Technology & Therapeutics*, vol. 20, n.° 6 (2018), pp. 428-433.

9. Juvenile Diabetes Research Foundation Continuous Glucose Monitoring Study Group, *et al.*, «Continuous glucose monitoring and intensive treatment of type 1 diabetes», *The New England Journal of Medicine*, vol. 359, n.° 14 (2008), pp. 1.464-1.476.

10. Aleppo, G., *et al.*, «A randomized trial comparing continuous glucose monitoring with and without routine blood glucose monitoring in adults with well-controlled type 1 diabetes», *Diabetes Care*, vol. 40, n.° 4 (2017), pp. 538-545.

11. American Diabetes Association, «6. Glycemic targets: Standars of Medical Care in Diabetes-2020», *Diabetes Care*, vol. 43, n.° 1 (2020), pp. S66-S76.

12. Unger, J., «Uncovering undetected hypoglycemic events», *Diabetes, Metabolic Syndrome and Obesity*, vol. 5 (2012), pp. 57-74.

13. Holt, R. I. G., *et al.*, «The management of type 1 diabetes in adults. A consensus report by the American Diabetes Association (ADA) and the European Association for the Study of Diabetes (EASD)», *Diabetologia*, vol. 64, n.° 12 (2021), pp. 2.609-2.652.

14. Ceriello, A., *et al.*, «Glycaemic management in diabetes: old and new approaches», *The Lancet Diabetes & Endocrinology*, vol. 10, n.° 1 (2022), pp. 75-84.

15. Heinemann, L., *et al.*, «Digital diabetes management: a literature review of smart insulin pens», *Journal of Diabetes Science and Technology*, vol. 16, n.° 3 (2022), pp. 587-595.

16. Samson, S. L., *et al.*, «American Association of Clinical Endocrinology Consensus Statement: Comprehensive Type 2 Diabetes Management Algorithm - 2023 Update», *Endocrine Practice*, vol. 29, n.° 5 (2023), pp. 305-340.

1. Zafar, M. I., *et al.*, «Low-glycemic index diets as an intervention for diabetes: a systematic review and meta-analysis», *The American Journal of Clinical Nutrition*, vol. 110, n.º 4 (2019), pp. 891-902.

2. Rovner, A. J., *et al.*, «The effect of a low-glycemic diet vs a standard diet on blood glucose levels and macronutrient intake in children with type 1 diabetes», *Journal of the American Dietetic Association*, vol. 109, n.º 2 (2009), pp. 303-307.

3. The Diabetes and Nutrition Study Group (DNSG) of the European Association for the Study of Diabetes (EASD), «Evidence-based European recommendations for the dietary management of diabetes», *Diabetologia*, vol. 66 (2023), pp. 965-985.

4. Minari, T. P., *et al.*, «Nutritional Strategies for the Management of Type 2 Diabetes Mellitus: A Narrative Review», *Nutrients*, vol. 15, n.º 24 (2023), DOI: 5096.

5. Merino, J., «Precision nutrition in diabetes: when population-based dietary advice gets personal», *Diabetologia*, vol. 65, n.º 11 (2022), pp. 1.839-1.848.

6. Berry, S. E., *et al.*, «Human postprandial responses to food and potential for precision nutrition», *Nature Medicine*, vol. 26, n.º 6 (2020), pp. 964-973.

7. Iizuka, K., «Is the use of artificial sweeteners beneficial for patients with diabetes mellitus? the advantages and disadvantages of artificial sweeteners», *Nutrients*, vol. 14, n.º 21 (2022), DOI: 4446.

8. Debras, C., *et al.*, «Artificial sweeteners and risk of type 2 diabetes in the prospective NutriNet-Santé cohort», *Diabetes Care*, vol. 19, n.º 3 (2023), pp. 1.681-1.690.

9. Imamura, F., *et al.*, «Effects of saturated fat, polyunsaturated fat, monounsaturated fat, and carbohydrate on glucose-insulin homeostasis: a systematic review and meta-analysis of randomised controlled feeding trials», *PLOS Medicine*, vol. 13, n.º 7 (2016), DOI: e1002087.

10. Martín-Peláez, S., *et al.*, «Mediterranean diet effects on type 2 diabetes prevention, disease progression, and related mechanisms. A review», *Nutrients*, vol. 12, n.º 8 (2020), DOI: 2236.

11. Viguiliouk, E., *et al.*, «Effect of vegetarian dietary patterns on cardiometabolic risk factors in diabetes: A systematic review and meta-analysis of randomized controlled trials», *Clinical Nutrition*, vol. 38, n.º 3 (2019), pp. 1.133-1.145.

12. Chiavaroli, L., *et al.*, «DASH dietary pattern and cardiometabolic outcomes: an umbrella review of systematic reviews and meta-analyses», *Nutrients*, vol. 11, n.º 2 (2019), DOI: 338.

13. Anderson, B. J., *et al.*, «Factors associated with diabetes-specific health-related quality of life in youth with type 1 diabetes: The Global TEENs Study», *Diabetes Care*, vol. 40, n.º 8 (2017), pp. 1.002-1.009.

14. Isaksson, S. S., *et al.*, «The effect of carbohydrate intake on glycaemic control in individuals with type 1 diabetes: a randomised, opne label, crossover trial», *The Lancet Regional Health*, vol. 37 (2023), DOI: 100799.

15. Ahola, A. J., *et al.*, «Meal timing, meal frequency, and breakfast skipping in adult individuals with type 1 diabetes - associations with glycaemic control», *Scientific Reports*, vol. 9, n.º 1 (2019), DOI: 20063.

1. Gargallo-Fernández, M., *et al.*; en representación del Grupo de Trabajo de Diabetes Mellitus de la Sociedad Española de Endocrinología y Nutrición (SEEN), «Recomendaciones clínicas para la práctica del deporte en pacientes con diabetes mellitus (Guía RECORD). Grupo de Trabajo de Diabetes Mellitus de la Sociedad Española de Endocrinología y Nutrición (SEEN)», *Endocrinología y Nutrición*, vol. 62, n.º 6 (2015), pp. e73-e93.

2. Holloszy, J. O., *et al.*, «Effects of exercise on glucose tolerance and insulin resistance. Brief review and some preliminary results», *Acta Socio-medica Scandinavica Supplement*, vol. 711 (1986), pp. 55-65.

3. Savikj, M. y J. R. Zierath, «Train like an athlete: applying exercise interventions to manage type 2 diabetes», *Diabetologia*, vol. 63, n.º 8 (2020), pp. 1.491-1.499.

4. Adolfsson, P., *et al.*, «ISPAD Clinical Practice Consensus Guidelines 2018: Exercise in children and adolescents with diabetes», *Pediatric Diabetes*, vol. 27 (2018), pp. 205-226.

5. RezkAllah, S. S. y M. K. Takla, «Effects of different dosajes of Interval training on glycemic control in people with prediabetes: a randomized controlled trial», *Diabetes Spectrum*, vol. 32, n.º 2 (2019), pp. 125-131.

6. Zaharieva, D. P., *et al.*, «Effects of acute caffeine supplementation on reducing exercise-associated hypoglycaemia in individuals with type 1 diabetes mellitus», *Diabetic Medicine*, vol. 33, n.º 4 (2016), pp. 488-496.

7. De Oliveira Teles, G., *et al.*, «Acute effects of high-intensity interval training on diabetes mellitus: a systematic review»,

International Journal of Environmental Research and Public Health, vol. 19, n.º 12 (2022), DOI: 7049.

Capítulo 10. Las complicaciones de la diabetes, su control y nuevas perspectivas

1. Gedebjerg, A., *et al.*, «Prevalence of micro- and macrovascular diabetes complications at time of type 2 diabetes diagnosis and associated clinical characteristics: A cross-sectional baseline study of 6958 patients in the Danish DD2 cohort», *Journal of Diabetes and its Complications*, vol. 32, n.º 1 (2018), pp. 34-40.
2. Park, S., *et al.*, «Recent advances in the pathogenesis of microvascular complications in diabetes», *Archives of Pharmacal Research*, vol. 42, n.º 3 (2019), pp. 252-262.
3. Lotfy, M., *et al.*, «Chronic complications of diabetes mellitus: a mini review», *Current Diabetes Reviews*, vol. 13, n.º 1 (2017), pp. 3-10.
4. Menini, S., *et al.*, «The inflammasome in chronic complications of diabetes and related metabolic disorders», *Cells*, vol. 9, n.º 8 (2020), DOI: 1812.
5. Shi, G. J., *et al.*, «Involvement of growth factors in diabetes mellitus and its complications: A general review», *Biomedicine & Pharmacotherapy*, vol. 101 (2018), pp. 510-527.
6. Lyssenko, V. y A. Vaag, «Genetics of diabetes-associated microvascular complications», *Diabetologia*, vol. 66, n.º 9 (2023), pp. 1.601-1.613.
7. Chen, Z. y R. Natarajan, «Epigenetic modifications in metabolic memory: What are the memories, and can we erase them?», *American Journal of Physiology-Cell Physiology*, vol. 323, n.º 2 (2022), pp. C570-C582.

8. Ahmed, B., *et al.*, «In-hospital mortality among patients with type 2 diabetes mellitus and acute myocardial infarction: results from the national inpatient sample, 2000-2010», *Journal of the American Heart Association*, vol. 3, n.º 4 (2014), DOI: e001090.

9. Tomic, D., *et al.*, «The burden and risks of emerging complications of diabetes mellitus», *Nature Reviews Endocrinology*, vol. 18 (2022), pp. 525-539.

10. Wojciechowska, J., *et al.*, «Diabetes and cancer: a review of current knowledge», *Experimental and Clinical Endocrinology & Diabetes*, vol. 124, n.º 5 (2016), pp. 263-275.

11. Lisy, K., *et al.*, «The prevalence of disability among people with cancer, cardiovascular disease, chronic respiratory disease and/or diabetes: a systematic review», *International Journal of Evidence-Based Healthcare*, vol. 16, n.º 3 (2018), pp. 154-166.

12. Anstee, Q. M., *et al.*, «Progression of NAFLD to diabetes mellitus, cardiovascular disease or cirrhosis», *Nature Reviews Gastroenterology & Hepatology*, vol. 10 (2013), pp. 330-344.

13. Mauricio, D., *et al.*, «Chronic Diabetes Complications: The Need to Move beyond Classical Concepts», *Trends in Endocrinology & Metabolism*, vol. 31, n.º 4 (2020), pp. 287-295.

Capítulo 11. DE LA EDUCACIÓN EN DIABETES A LA CONVIVENCIA CON LA ENFERMEDAD

1. Miller, L. V. y J. Goldstein, «More efficient care of diabetic patients in a county-hospital setting», *The New England Journal of Medicine*, vol. 286, n.º 26 (1972), pp. 1.388-1.391.

2. «Diabetes care and Research in Europe. The Saint Vincent Declaration», *Diabetologia,* vol. 7, n.º 4 (1990), pp. 143-144.

3. Diabetes Control and Complications Trial Research Group, *et al.,* «The effect of intensive treatment of diabetes on the development and progression of long-term complications in insulin-dependent diabetes mellitus», *The New England Journal of Medicine,* vol. 329, n.º 14 (1993), pp. 977-986.

4. Davies, M. J., *et al.,* «Diabetes Education and Self Management for Ongoing and Newly Diagnosed Collaborative. Effectiveness of the diabetes education and self management for ongoing and newly diagnosed (DESMOND) programme for people with newly diagnosed type 2 diabetes: cluster randomised controlled trial», *BMJ,* vol. 336, n.º 7.642 (2008), pp. 491-495.

5. Cunningham, A. T., *et al.,* «The effect of diabetes self-management education on HbA1c and quality of life in African-Americans: a systematic review and meta-analysis», *BMC Health Services Research,* vol. 18, n.º 1 (2018), DOI: 367.

6. Chaturvedi, S. K., *et al.,* «More anxious than depressed: prevalence and correlates in a 15-nation study of anxiety disorders in people with type 2 diabetes mellitus», *General Psychiatry,* vol. 32, n.º 4 (2019), DOI: e100076.

7. Hagger, V., *et al.,* «Diabetes distress among adolescents with type 1 diabetes: a systematic review», *Current Diabetes Reports,* vol. 16, n.º 1 (2016), p. 9.

8. Fisher, L., *et al.,* «Understanding the sources of diabetes distress in adults with type 1 diabetes», *Journal of Diabetes Complications,* vol. 29, n.º 4 (2015), pp. 572-577.

9. Nair, R. y P. Kachan, «Outcome tools for diabetes-specific quality of life: Study performed in a private family practice clinic», *Canadian Family Physician,* vol. 63, n.º 6 (2017), pp. e310-e315.

10. Esmaeilinasab, M., *et al.*, «Type II diabetes and personality; a study to explore other psychosomatic aspects of diabetes», *Journal of Diabetes & Metabolic Disorders*, vol. 15, n.º 1 (2016).

Capítulo 12. QUE EL FUTURO NOS ACOMPAÑE: LA CIENCIA HECHA REALIDAD

1. Shomali, M., «Diabetes treatment in 2025: can scientific advances keep pace with prevalence?», *Therapeutic Advances in Endocrinology and Metabolism*, vol. 3, n.º 5 (2012), pp. 163-173.
2. Fyvie, M. J. y K. M. Gillespie, «The importance of biomarker development for monitoring type 1 diabetes progression rate and therapeutic responsiveness», *Frontiers in Immunology*, vol. 14 (2023), DOI: 1158278.
3. Ortiz-Martínez, M., *et al.*, «Recent developments in biomarkers for diagnosis and screening of type 2 diabetes mellitus», *Current Diabetes Reports*, vol. 22, n.º 3 (2022), pp. 95-115.
4. Daly, A. B., *et al.*, «Fully automated closed-loop insulin delivery in adults with type 2 diabetes: an open-label, single-center, randomized crossover trial», *Nature Medicine*, vol. 29, n.º 1 (2023), pp. 203-208.
5. Warshauer, J. T., *et al.*, «New frontiers in the treatment of type 1 diabetes», *Cell Metabolism*, vol. 31, n.º 1 (2020), pp. 46-61.
6. Willyard, C., «Calming the storm», *Nature*, vol. 625 (2024), pp. 646-648.
7. De Klerk, E. y M. Hebrok, «Stem cell-based clinical trials for diabetes mellitus», *Frontiers in Endocrinology*, vol. 12 (2021), DOI: 631463.

8. Siwakoti, P., *et al.*, «Challenges with cell-based therapies for type 1 diabetes mellitus», *Stem Cell Reviews and Reports*, vol. 19, n.º 3 (2023), pp. 601-624.

9. Heise, T., «The future of insulin therapy», *Diabetes Research and Clinical Practice*, vol. 175 (2021), DOI: 108820.

10. Kanwal, A., *et al.*, «Exploring new drug targets for type 2 diabetes: success, challenges and opportunities», *Biomedicines*, vol. 10, n.º 2 (2022), DOI: 331.

11. Guan, Z., *et al.*, «Artificial intelligence in diabetes management: Advancements, opportunities, and challenges», *Cell Reports Medicine*, vol. 23, n.º 19 (2023), DOI: 101213.